中井久夫との対話

——生命、こころ、世界——

村澤真保呂　村澤和多里

河出書房新社

目次

中井久夫との対話

生命、こころ、世界

はじめに

　最初に断っておくと、本書は中井久夫の精神医学を専門的に論じる著作でもなければ、彼の精神療法をくわしく論じるために書かれた著作でもない。中井氏が父の親友であったことから、たまたま幼いころから近しい関係にあった筆者たちが、父の死後しばらくしてふたたび中井氏と交流を深める機会があり、その交流がつづくなかで、これもたまたま多くの人たちの支援と助言に背中を押されて、その内容を本書にまとめることになったという、ある意味では成り行きまかせでつくられた本である。

　筆者たちにとって、ものごころついたときから時々自宅に遊びに来る「ナカイのおじさん」は、海外出張の帰りに珍しいおみやげをもってきてくれる「ダンディなおじさん」であり、国内外で経験した不思議な話をおもしろおかしく聞かせてくれる「変なおじさん」

であり、学生時代に父やその仲間たちとともに破天荒な振る舞いをくりかえした「悪い大人」であった。そして筆者たちが大人になるまで、人生の節目ごとにいろいろとアドバイスをしてくれる大学の「偉い先生」であった。

筆者たちは中井氏のような精神科医としての道を歩まず、それぞれ社会思想史と臨床心理学の研究者としての道を歩み、大学の職に就いたわけだが、そうなって初めて自分たちが中井氏から大きな影響を受けていたことに気づかされることになった。そして、ふとしたきっかけで震災後の二〇一三年から三年間にわたり、中井氏と定期的に交流をもつ機会に恵まれた。その交流のなかで「精神科医としての中井久夫」から「思想家としての中井久夫」へと関心が移り、中井氏の仕事を精神医学の領域だけでなく、より広い領域で再評価し、新たな形で継承することができないかという話になり、そこから中井氏の協力を得て今回の著作になった次第である。

精神医学の変容

筆者たちが生まれ育った一九七〇年代から九〇年代初頭にかけては、日本の精神医学が分裂病（現在は統合失調症）の理解を中心に大きな発展を遂げた時代である。七〇年代はまだ、「分裂病」が治療困難な謎に満ちた病気とみなされていた時代で、その謎を解明し、治療を可能にするために、多くの精神科医たちが果敢に挑戦した。そのために脳科学や神経科学だけでなく、歴史学や人類学、社会学、哲学などのあらゆる学問が動員され、学際的な観点から研究が進められた。そこから飯田真や安永浩、木村敏、河合隼雄、中井久夫をはじめとする精神科医や心理学者たちが多方面から注目され、有名になっていった。一九八三年に刊行された「岩波講座　精神の科学」シリーズは、そうした取り組みの華々しい成果であった。

この当時までの精神医学の特徴は、精神疾患（とりわけ「分裂病」）を内在的に理解、つまり患者の精神の内面から理解することに重点が置かれ、そこから精神療法につなげようとしたことにある。しかし一九九四年にアメリカ精神医学会がDSM-IV（精神障害の診断と統計マニュアル）を公開した頃から、精神医学はしだいに内在的理解にもとづく精神療法よりも統計的症状診断にもとづく薬物療法に傾いていく。それとともに精神医学の哲学的側面は捨てられていき、精神医学の先端は脳科学や神経科学に譲られることになる。というより「精神」よりも「脳」が治療の対象になった、というほうが正しいだろう。

中井久夫について

それでも中井氏の精神医学における仕事には、現在も高い重要性が認められている。とりわけ精神科看護と精神療法、とりわけ芸術療法の領域では、今なお中井氏のテキストは第一級の教科書として役割を果たしている。というのも、たとえ精神科医の対象が「脳」へと移行しつつあるにしても、現場のスタッフが相手にしているのは患者の「脳」ではなく「精神」だからである。また同じく、「脳」ではなく「精神」を対象としている心理カウンセラーにも、中井氏の仕事は大きな影響を与えつづけている。その意味で精神療法家としての中井久夫は、現在も直接・間接に多くの優れた弟子を輩出しつづけており、その著作の重要性はまったく失われていない。また精神医学・精神療法以外の領域でも、中井氏は精神科医としての勤務の傍ら、現代ギリシャ詩をはじめとする多くの訳詩集で知られ、また文化・社会的な批評エッセイを数多く執筆し、その博識と繊細な文体もあいまって根強いファンを獲得している。

しかし、そうした多面的な活躍をしている中井氏について、その全貌を明らかにするような著作や研究があるかといえば、現時点では見当たらないのが実情である。それらの著作全体を貫いている中井久夫の思想は、はたしてどのようなものだろうか。しばしば中井久夫と対比される木村敏が、論考を現象学などの哲学概念を使用して記述し、そのために哲学的観点からしばしば言及されるのにたいして、既存の哲学的概念や図式にもとづいて思考することを極度に嫌い、独自の概念を駆使して議論を展開する中井久夫は、そのために哲学者にとって考察の対象となりにくく、したがって「哲学者」ないし「思想家」としての側面はほとんど顧みられなかったように思われる。つまり木村敏は「理論家」「思想家」であり、「患者に寄り添うこと」を強く主張したことで知られる中井久夫は「臨床家」「現場の人」という理解が、暗黙のうちに想定されているように見受けられる。

しかし筆者たちのみるところ、実際にはそのような理解は正しくない。つまり中井は、精神医学の道を歩んでから一貫して哲学的探求を深めており、それは既存の哲学体系に依拠したものではないにしても、やはり一つの思想的体系をなしており、しかもそれは現代において有用な思想体系である、と筆者たちは考えている。というのも、ウィルス学に基本的な発想をもつ中井氏の精神医学的考察は、言語や記号に依拠する精神医学とは異なり、根本的に生命論的ないし生態学的な視座にもとづいており、したがってその視座から中井氏が編み出した独自の思考は、近代思想の射程を超えて、新しい時代の思想的枠組みを提供するものだからである。

筆者たちは、こう考えている。中井久夫の思想は、その根底にある生命論的視座によって、精神医学の領域を超えたさまざまな課題――とりわけ生態学的・文化的・社会的な危機――を私たちが理解し、克服するのに有効なのではないか。あらためて現在から振り返ってみれば、かつて中井氏が精神医学分野で取り組んだのは、現代の私たちが直面するマクロな課題を、精神疾患というミクロな領域において、克服するための基本的な原理を探求することであった、と言えるのではないか。つまり、中井氏の仕事それじたいが「徴候」として読み解かれなければならないのではないか、と。

本書の概要

このような観点から、筆者たちは中井久夫と対話を重ねつつ、その思想の骨格を描き出そうと試みた。そこで最初に中井久夫との対話を紹介し、その後に筆者たちの論考によって先の対話の解説を兼ねる、という仕方で本書を構成することにした。

といっても筆者たちの対話は、実際にはインタビューという堅苦しい形式ではなく、私的な会話のなかのひとコマとして記録されたもので、まとまったものではなかった。そこで筆者たちは、それらの細切れの対話の断片を、順番を変えてつなぎあわせ、中井久夫の思想がおのずと浮かびあがるように編集しなおした。

つづく論考では、中井久夫の仕事が一挙に展開した時期、つまり寛解過程論から治療文化論を執筆する時期までに範囲を絞り、検討した。ただし本書ではあくまでシンプルな素描にとどめ、その後の時代の仕事を含む詳細な検討については、別の機会に譲ることにした。

最後に収録されている長いあとがきは、本書の執筆にいたる経緯をまとめるとともに、筆者たちが知るかぎりでの中井久夫の人物像を描き出そうとしたものである。

本書はこのような内容と執筆経緯にもとづいているため、その必然の結果として、ある意味ではとても偏った観点から書かれることになった。したがって本書で筆者たちが述べていることは、中井久夫の仕事にくわしい精神医学分野の研究者・臨床家たちの見解とも、中井久夫の著作に昔から馴染んでいて全体像を把握している読者の人たちの見解とも異なるだろうし、筆者たちとしてもそれが当然だと思っている。しかし、筆者たちがそのような偏りと不完全さがあることを承知で本書を出すことにしたのは、それでも中井久夫の仕事を精神医学・精神療法の領域を超えて、新たな仕方で再評価する動きが始まることを強く願うからであり、またその再評価は現代において重要な意義があると思っているからである。本書を読者に紐解いていただくにあたり、ここで述べたような筆者たちの意図を汲んでいただければ幸いである。

筆者を代表して
村澤真保呂

第一部　中井久夫との対話

ここに収録されているインタビューは、兵庫県伊丹市にある筆者たちの実家（母の自宅）に、だいたい一ヶ月か二ヶ月に一回のペースで中井氏が遊びに訪れ、その場で筆者たちの質問に中井氏が回答した内容の記録である。会合はそもそもインタビューをものとした会合ではなく、ときに筆者のひとりの友人であるフランスの精神科医（ステファン・ナドー氏）や、作家の最相葉月氏、当時の中井氏の秘書である浅ヶ谷内裕身氏、筆者たちの兄弟で中井氏の送り迎えをしてくれた村澤佐保里などが加わり、身のまわりの四方山話をすることのほうが多かった。そのためインタビューは時間のあるときに、そのときの話題と目的にあわせておこなわれ、かならずしも体系的な内容にはなっていない。それでも全体としては中井氏の思想の本質的な部分が示され、本書の内容をよく理解させてくれるものになっていると思う。

ここに掲載したインタビューの多くは、筆者の一人が勤務する札幌学院大学での講演会の準備のためにおこなわれた。中井氏は北海道に行くことを強く希望していたが、健康状態に不安があったため、筆者たちも無理に講演企画を進めることはなく、中井氏の講演が中止になったとしても、インタビューをビデオ撮影することで、講演の代わりにしようと考えたのである。しかしそうした心配は杞憂に終わり、北海道での講演会は無事開催された（二〇一五年一〇月二四日、専門家だけを対象にした講演会であったが申し込み開始後すぐに定員の五百名に達した）。しかし当日の運営では、中井氏の負担を軽減しようとするつもりもあって、進行役の筆者が多く話しすぎた感がある。幸い、中井氏は講演会を楽しんでくれた様子だった。こうした理由で、中井氏のインタビューは講演会では紹介されることはなかった。

これから紹介するものは、その際に録音や録画した内容を編集したものを中心としている。先に述べたように、実際の会話は前後の文脈に依拠していることから、そのまま提示しても読者にわかりづらいと思われるので、そのあたりは手を入れてわかりやすくしたつもりである。また、筆者たちの不勉強のためにその場で意味が取れなかった部分などについては、別の機会に聞き直したりもしている。なお読みやすさを勘案して、筆者たちの発話は「聞き手」としてまとめて表記した。

「こころ」という言葉について

――中井先生は「こころ」という言葉をあまり使わないと聞いたのですが？

中井　私は「こころ」という言葉が嫌いなわけではないのですが、よくわからないというところがあります。おそらく「こころ」という言葉の意味を定義することは不可能ではないかと思うのです。

――それはどういう意味ですか？

中井　「こころ」の語源には諸説あるようですが、私が思うところでは「此処《ここ》」という大和言葉と関連があるんじゃないかなと思うんです。実際、芸術作品なんかに「こころが宿る」と表現されることがありますよね。「此処」に宿るというか、「此処」にあるということですよね。でも、そのように「こころ」を捉えるとしても、宿っているモノが「こころ」ではないですから、それを「モノ」のようにとらえるのは間違いだと思うのです。

――デカルト流の心身二元論の観点に立って、「こころ」を切り離して考察することはできないと？

中井　脳とか心臓とかみたいに取り出すことはできませんからね。

――これこそ「こころ」という言葉を使わなければ、意外な感じがします。

中井　そうですね。私は精神科医ですから、患者の「精神」とか「こころ」を診ていると考えられがちなのですが、今からふり返ると、私自身は意図的に「こころ」という言葉を極力使わないように努めてきたように思います。

――たしかに、先生の文章の中では脈をとったり、舌苔をみたりといった身体を診ることの重要性が強調されてますよね。

中井　まあ、身体もそうなんだけど、「こころ」というのはその人を取り巻く（治療者も含む）無数の人や物と交流のなかで息づいているものだと思うんです。先にも言ったけれど、「ここ」にいる人のうちに何らかの「実在」というのかな、が目に見えないかたちで宿ったもの、局在化したものということができるかな。その人の住んでいる世界とか、むしろ宇宙と呼んだほうがいいんだろうけれど、そういうものがその人のうちに局在化したもの、と言うべきかもしれない。そのようなかたちでしか「こころ」は生命あるものとしては存在できないんじゃないかと思うんです。「こころ」がどこにあるかと問われたら、現在かかわっている人々のなかばかりでなくて、むしろ昔かかわった人々との関係のなかにある場合もありますね。

――精神分析では「転移」とかいいますね。

中井 それもありますね。でも、人間だけでなく、子供時代に遊んだ野原のトンボとか、スズナとかいった植物なんかがとても大切な「こころ」の場所になったりします。若いころに見た夜の星空などの宇宙が生きつづけていたりする。幼少時から現在までの私自身も、そのなかで生きつづけているわけです。ホログラフィみたいな。その人の生きる世界を時空を超えて映し出すような……。

――そうなると、「こころ」と「世界」は「内と外」のように区別できないことになりますね。

中井 そういうものでしょう。最初から私はそう考えてきましたよ。

往診について

――先生は「往診のすすめ」を説いておられますが、そこに通じるように思いました。

中井 そうですね。往診をはじめたのは、彼らがどんな空気を吸っているのか知りたいということがありました。こんな框《かまち》をくぐっているのだなあとか、患者さんの見ている風景を見てみたいと思ったんですね。

――患者さんの「こころ」に近づくためにですか?

中井　というよりも、一部になってみたかったんだろうね。この窓から患者さんは世界を見てきたんだなあとか、そういうことを感じたかったんですね。まほろばに立ちたいというか(笑)。あなた(村澤真保呂)じゃないけど。

――先生の著作では、往診が治療効果をあげた例もありますよね。

中井　それは結果のことですから。行ってみないとわからないしね。

――これもひとつの冒険というか、実験的精神ですね。

中井　その辺はあまり、過信して考えないほうがいいですね。後になってみたら、状態が悪くなっていたということだってあるわけですから。往診するというのは、言ってみれば「こころ」のなかに入るということですから、慎重さは必要です。

――慎重さというのは?

中井　自分を、あまり過信しないほうがいいということですね。統合失調症の方々は、しばしば独特の「宇宙」をもっていますので。長い間にわたって家族からの無理解や否定にさらされている人も多いんですね。そういう無理解によって、彼らの「宇宙」が押しつぶされているということ、したがってそこに生きる彼ら自身が押しつぶされることに苦しんでいることにも気を配らないといけない。

「宇宙」を守ること

——『世に棲む患者』のなかで、患者さんの独自の世界が成長していくことを書いていましたね。

中井　あれは「社会復帰」と称して、彼らをいきなり社会、つまり彼らの苦しみの原因となった場所へと放り込むことは乱暴きわまりないことなのではないかというふうに思って書きました。たぶん今でもそうですが、患者さんに社会復帰のトレーニングを課すことが「治療」だと思われているふしがあったので。

——欠損した能力を補填するのが治療ではないということですね?

中井　そんなふうに頑張りすぎてしまうことから「病気」がはじまるんじゃないかと書いてきました。訓練したらどうにかなるというんじゃなくて、ゆっくりと何かが溜まってきて、時期がきたらそれがはじけるというかね。僕は「オリヅルラン」ってイメージなんだけれど、弾けて拡がっていって、その先でまた弾けてって……。そんなふうに生活って豊かになっていくんじゃないですか？

――治療者が意図して患者さんのスキルを引き上げようとするのではなくて、患者さんの生活が広がりながら豊かになっていくのを支えるということでしょうか？

中井 そうですね。人にはそれぞれの世界というか「宇宙」がありますからね。むしろ必要なことは、彼らの「宇宙」に共感する人々が現れて、それは治療者じゃなくてもいいんだけれど、その「宇宙」が押しつぶされないように守られることが必要なんだと思います。患者さんたちの共同体がつくられることもあります。

――「宇宙」という言葉を中井さんはよく使いますよね。「世界」とは言わない。

中井 そりゃそうでしょ。「世界」と「宇宙」は違いますよ。たとえば「世界」というと、平たくて、暗黙のうちに世界の「内」と「外」が想定されているわけですが、「宇宙」はそうではないですからね。

――『世に棲む患者』のなかで、思いもよらないようなところで活躍している患者さんもいると書いてありましたね。そうなると、統合失調症者の人の「社会復帰」というのは、患者さんたちを既存社会の鋳型に入れ込むことではなくて、患者さんの「宇宙」を包み込んで育てるようなことといえるのでしょうか？

中井 そう考えてもいいね。だから私は「統合失調症はけっして治らない病気ではないけれど、治るために限りなくたくさんの障壁のある病気だ」って言ってきたんですよ。

―― なるほど、先生のお話から寛解過程に初期の「繭につつまれた感じ」というのが浮かんできました。そういった「繭」のなかで新しい宇宙が生まれてくるというイメージです。

中井 「繭」のなかで社会は生まれますか？ 宇宙は生まれるかもしれませんが。

―― 最近のソーシャル・スキル・トレーニングとか社会復帰を焦らすような支援は、「繭」にもならなければ、「宇宙」も生まれようがないということですね。

中井 患者さんの「こころ」というのは、高山植物とか、絶滅寸前に追いやられた植物に似ているかもしれませんね。厳しい環境のなかでもコロニーをつくっているのです。

―― 厳しい環境でも居場所を見つけてたくましく生きているということですね？

中井 そこまではいわないけれど。

―― ひたすら社会復帰をめざす身も蓋もない（「繭」につつまない）支援では、風当たりが強すぎて育つものも育たないですからね。

中井　そのような動物とか植物の苦しみの悲鳴を聞いた学者が、コロニーをつくってそれらの動植物を守ろうとすることもありますね。

「内なる自然」について

中井　あなたたちの伯父さんの話になるけど、（杉山）恵一氏には随分と親しくしてもらったね。

――生物学者の恵一さんも絵を描いたり、小説を書いたりしてましたし、中井さんとは共通点も多いように思います。

中井　そうだね。彼も僕も「無機」ではなく「有機」の人ですからね。

――「金星人」と書いてましたね。中井さんは「地球人」で。

中井　まあ、僕が地球人かどうかはわかりませんけれどね。でも、恵一氏の残した「内なる自然」という言葉*には、さすがだと思いました。

――それはどういうことですか？

中井　私も長いあいだ、患者さんのなかの「内なる自然」がどのように回復していくのかを考えていたから。

――恵一さんは日本の環境回復運動を牽引する仕事をしていましたが、晩年は「外なる自然」の回復とともに「内なる自然」の回復も考えなければならないと思っていたようです。

中井　そうですね。患者さんの心の中にひとしずくの水をみつけて、泉になったり、流れになったりするのを見守っていく。最後には大河にまでなるでしょうから。

――中井さんの「風景構成法」の論文を思い出します。

中井　でも、見守るっていうだけだと、美しいスローガンで終わってしまう。大事なことは、患者さんとともに、その時々で新しい道を寄り添いながら歩いてみることです。そのための「実験精神」ですね。

＊杉山恵一の死後に「所感」として公開された、生前のノートの一部にあった言葉。

精神療法における実験精神

——北海道での講演のタイトルは（中井さんのアイデアにより）「面接における実験精神」ということになりましたが……。それを、これから相談したいと……。

中井 **君が考えてくれるんじゃなかったっけ**（笑）。

——じつは、中井さんの言う「面接における実験精神」という言葉の真意がまだちょっと分かってないんですが、先生の面接ではいろいろな知識を総動員しながら、患者さんにとてもユニークな試みをしていますよね。

中井 **そうかもしれませんね。**

——たとえば、精神分析とか、最近は認知行動療法とかが流行ってますけれど、先生は、そのような特定の療法の枠では捉えられないやりかたをつづけてきましたよね。患者さんと、それを取り囲む社会とか環境とかの関係を、システムとして変化させるところに一番力点を置いているように思えるのですが。実験というのもその考え方に由来しているのではないですか？

中井　弟子が先生から考えを受け取るのは、「実験」という形でとらえられますね。弟子は、先生に試みられてるわけです。逆もそうですよね。弟子が自分の考えを「実験」として投げる、実験して反応をみるわけです。まぁそういうものだと思うんですよね。

――ということは、医師と患者の関係にしても、あるいは師匠と弟子の関係にしても、いわゆる精神分析や認知行動療法の医師と患者の関係とくらべると、一方だけが変わるという関係ではなくて、両方が互いに変わるような関係であるということでしょうか。要はこの治療体系とか、あるいは治療システムに患者さんを適応させる、あるいはそのシステムのなかで診断することが目的ではなくて。診断するために、あるシステムに乗っかって、中立的な立場から患者さんの反応を見るというような考え方ではなくて。両方とも変わる関係っていうのは、一般的な医師と患者の関係と違ってくるんじゃないですか？

中井　いや、普通の患者さんは、先生を試してるというか…先生の言うことの意味を探ってるつもりなんでしょうけど、医師のほうも患者さんを探ってるんでしょうね。そういう関係を私は見てきたんだけどね。

――もうひとつお伺いしたいのは、たとえば古典的な精神分析だとそういった医師と患者の、あるいは治療者と患者の関係を対等にせず、しかも相互に影響しあうのを避ける、つまり転移をできるだけ治療者がコントロールできるようにしますよね。そういう非対称な関係をつくらないということですか？

中井 最近の精神分析は、治療関係を相互性として捉えているかに見えるんだけどね、でも、かならずしもそうと言いきれない。相互性についてはむしろ起こらないようにしているところもあるわけですよ。まあ、別にそういう治療関係もあっていいと思うんだけども。

――たしかに教育現場でも、教師と生徒のあいだでそういった相互作用が起こらない前提でものごとが進められていますよね。中井さんの考え方っていうのは、医師と患者や学校と先生の関係についての考え方にしても、近代の医療システムや教育システム、もっと言ってしまうと啓蒙的な制度としての近代の社会のあり方にたいして、ある意味では反逆的なところがありますよね。

中井 啓蒙というのは、教育であるかどうか。はたしてそうか、というところで（教師は）立ち止まっちゃうんですね。みんな教師やってて、啓蒙してるとは思わない。自分がしているのは教育であると思っています。人に教えているかぎり、相手からなにかを受けとろうという意識はあんまりない。（医師も）人に治療しているかぎり、なんらかの反作用を受けてるとは思おうとしない。そんなことでしょうかね。だから僕が言わんとすることは。精神科における治療関係は相互関係である…と言いたいところだけれども言い切れないところがある。じゃあ、相互的だと言ったら、人間を知る側とそうでない側があるというのは、息苦しいことになってしまう。

――医師と患者の役割の違いとか、立場の違いが不明瞭になるということですか。

中井 そうなのか、はたしてそうか。

――たとえば精神分析だと、そういう権力的な関係っていうのが歴然としてしまっているところがある……中井さんが精神分析にたいして距離をとっているのは、そういう関係にたいして距離をとっているということなんでしょうか？

中井 そういう似たような関係はいくらでもあるわけで、そうでない関係を探すほうがほんとうは難しいのかもしれないよね。

――相互作用のなかで治療を考えるときに、治療の意味っていうのはどうなるんですか？

中井 まず、遊びっていう面があります。面白い。そういう面白さっていうのは患者も医師も味わっている。でも、だからどうであるかということは何も言えない。仮説を投げかけるという面があるんだと思うね。投げかけて反応を見てる。実際はそうです。

――以前に中井さんが言っていたことですが、患者さんと治療者で、お互いにボールをパスするように、話題を転がしながら遊ぶ面もあるんですかね。

中井 そう僕は思っておりますけどね。土居健郎先生と僕とのやり取りなんていうのは、ほんとうにそういうものだったと思います、今思い返したら。僕がボールを投げると、彼がポーンとボールを返してくれて、それが面白かった。

――キャッチボールを通じてお互いが変化してくる。それが治癒と呼ばれることもあるということですか？

中井 そうですね、立てた仮説は、それを受けた人間のなかに生きている。それが仮説であって、むしろ仮説が二人のあいだを跳ねて踊っていると考えるほうがいい。

――実験精神というのは、治療者の側だけのものではないということですね。

中井 そうですね。土居先生が立てられるものを僕が立てられるようになったわけではない。土居先生が立てる仮説はこうであろう。そうしたら私はこういうふうに跳ね返すだろうと……そういうふうに、だんだんサッカーに近くなる。サッカーにしても、治療にしてもそういうふうに展開するものではないのかな。

――自分の仮説をぶつけ合うというのは相手のコピーになるわけではない。そうだとすると、治療とはセルフというものの応答性を高めるということになるのでしょうか?

中井 それは面白い言い方だね。精神科医の患者へのアドヴァイスは仮説ですから、実際は患者さんの言葉を言い換えるとこうなるということを言っているわけですけどね。

――なるほど。医師は患者さんの言わんとするところを想像して試みに言ってみる。その言葉の意味を患者さんも想像して反応するという、そういう関係なんですね。

中井 患者は医師の言葉の意味を探っているつもりだけれど、医師の側もそうなんでしょう。どうも僕にかぎっていえば、患者さんのつかみどころがなさを言葉にしたいというところがあるのかもしれませんね。

『世界における索引と徴候』について

――じつは中井さんの著作を初期のころから読み直して、気になった点があるんです。初期の『分裂病と人類』から後のエッセイにいたるまで、共通するものの見方があるというか、思想があるというか。とくに『世界における索引と徴候』を読んだとき、時間的には『分裂病と人類』や寛解過程論よりだいぶ後に書かれた論考ではあるけれど、それでもこれは最初に書かれるはずの論文じゃないのか、と。つまり『世界における索引と徴候』で書かれているのは、中井さん自身が根本的にもっている時間感覚というか世界観というものではないかと思ったのです。

中井 そういうことを聞かれるのは初めてだね。

――ここで書かれているのは、出来事が起こる以前と以後の経験とその認知のプロセスですけれど、そのような見方をする人がどんな人かを思い巡らせると、あらゆる物事のうちに生まれては消えていく、はかない生と死のプロセスを見出すような人、しかもそのはかない一瞬のうちに永遠を見出すような、つまり美的というか文学的、あるいは宗教的といったら失礼かもしれませんが、そのような経験をした人しか思い浮かばない。だとすると、そんな経験はおそらく感受性の鋭い、微分回路的認知が突出しやすい若い時期に起こったはずだろう、と。

中井 美的かどうかはわからないけれど、僕には子どもの頃からそういうところがあったと思うね。

――そうだとすると『世界における索引と徴候』で書かれていたことは、基本的には最初から中井さんの頭のなかにあって、それと同じものの見方で最初からいろいろ書いていたのではないか、と思うんですよ。つまり中井さんの思想がウィルス学や精神医学をつうじてしだいに確立されてきたというより、最初から基本的には同じ思想をもっていろいろな物事に取り組んできたように思うのですが、いかがでしょう？

中井　（大きな声で）そう！　そう思ってくれていい。そう考えてくれてかまわないよ。

「憑依」と自然崇拝について

――『治療文化論』で書かれたような、近代化以前にみられた憑依をはじめとする文化依存症候群が、明治以降の近代化によって消えていくという現象を考えると、逆に近代化とともに出現したヒステリーや分裂病も、ヨーロッパ文化依存症候群というより、近代文明依存症候群と言えるのではないですか。

中井　うーん、その認識はちょっと違うね。近代化以後も憑依が数多く報告されている地域もあれば、近代化以前から憑依がほとんど報告されていない地域もあるから、単純に近代化によって憑依が消えたとは言えないな。それ（近代化以前から憑依がみられなくなった地域）が、どこだかわかるかい？

——ええと、京都ですか？

中井　ちがうね。まだわからんのか。

——うーん、ちょっとわからないな。

中井　バカモノメ。北陸だよ。なぜかわかるかね。

——あ、もしかして浄土真宗ですか？

中井　やっとわかったか。

——そうか。たしかに浄土真宗は、それ以前に成立した仏教の宗派とくらべて、自然崇拝がとても薄いですよね。そういえば、僕の勤める浄土真宗系の大学で希少植物種が生息する小山をつぶすことが問題になったとき、それは万物に仏性を認める仏教の教義に反しないのかと問われて、浄土真宗の僧侶である学長が「親鸞は、自然は人間が使うためにあると言ったから問題ない」と答えて驚いたことを思い出しました。また河川研究者の友人は、浄土真宗の支配的な地域では江戸時代から上流まで徹底的な河川工事がおこなわれていたことを教えてくれました。自然崇拝が強い宗教だったら、そこまでのことはしませんからね。

中井　まあ、そういうことかな。まだまだ勉強が足りないね。

——すみません（笑）。

ラカン派精神分析について

——中井さんはラカンについてどう思っているんですか？

中井　私はラカンとあまり関係がないと思われているようだけれど、ちょうどラカンが日本で翻訳されようとしているとき、私にも話が来たんだよ。私はラカンが翻訳される前に原文で読んでいたんだけれど、どうもね。

——というと？

中井　読んでいると、書き手がどういう人間なのか目の前に浮かぶんだよ。ラカンのばあい、私の印象では、机の前に座って、患者を実験動物のように見下ろしているイメージが強く浮かんだんだけれど。シャルコーとはちょっと違うけれどね。いずれにせよ私の思う治療者とは、かけ離れたところがあるね。ラカンの書いたものは議論としては面白いところもあるんだけれど、それ以上の関心は覚えなかった。

——そうでしょうね。私自身、修士時代にラカンを勉強しましたけれど、やはり違和感がありました。

中井　へえ、それはどういうことかね。

――ラカンを読んでいて、自分が小学生のときに、渡り鳥が特定の時期に南北へ誤らず移動できるのは脳内にタイマーと方位磁石のような器官がそなわっているからだと図鑑にイラスト付きで書いてあるのを読んだのですが、それを思い出したんですね。科学者が人工的に渡り鳥と同じ行動をする機械をつくるとしたらこう作る、っていう設計図としては正しい説明なのでしょうけれど。でも実際の渡り鳥は、そういう機械的な仕組みで移動しているんじゃなくて、気温とか餌とか環境の変化にあわせて移動しているわけで。ラカンを読んだとき、そういう生態学的観点というか生き物として捉える観点がないことに違和感を覚えたのですが、たぶんそれは僕が中井さんの本を先に読んでいたからなんでしょうね（笑）。

中井　そうなのかい（笑）。まあ、私はウィルス研究が出発点だからね。そういう意味では私のほうが特殊のように思えるけど。

第二部　中井久夫の思想

村澤真保呂
村澤和多里

第一章　「精神科医」の誕生

中井久夫のもっとも著名な業績が統合失調症の「寛解過程論」であることに異論をはさむものはいないであろう。しかし、精神科医療にかかわりのないものにとっては、「寛解過程論」はあまりにも臨床的視点で書かれているためにかえって馴染みにくい理論かもしれない。

「寛解過程論」は、中井によって一九七〇年代に提唱された統合失調症についての一群の治療論である。中井の精神科医としての出発はやや遅く、一九六六年、三十二歳のときにウィルス研究から転身した。当時の中井は、まだ精神医学について明るいとはいえなかったようである。しかし転身後、すぐにその頭角を現わし、驚くべきことに、三年後の一九六九年に「風景構成法」を、七年後の一九七三年には「精神分裂病の寛解過程における非言語的接近法の適応決定」、翌年には「精神分裂病状態からの寛解過程」をはじめとする一群の「寛解過程論」を展開した。その登場は、しばしば「彗星」に喩えられるように、当時の精神医学界においては突然の出来事だったのである。

この「精神科医中井久夫」の華麗なる登場、そして「寛解過程論」を理解するためには、当時の時代背景を知っておく必要がある。

一九六〇年代の精神科病院の状況

わずか半世紀前、一九六〇年代の精神医学を取り巻く状況は、ようやく統合失調症の治療に光がさしはじめていたとはいえ、今からは想像もつかないくらい混沌としていた。

当時、統合失調症は「精神分裂病」とよばれていたが、一九六〇年代に薬物療法が普及するまで実質的に不治の病とみなされていた。中井が精神医学界に登場したのは薬物療法が本格的に導入されてまもない時期であったが、そのころの「分裂病」はまだ中井が「宣告される病」と憂いたような色彩が濃く、精神科医を志す医学生は少なかった。もっとも、現在にあってもその雰囲気は完全に払拭されたとは言い難い。

現在でも精神科の病院は、極端に不便な丘の上にあったり、墓地と背中合わせにあったりと、あからさまに社会秩序の周辺部に位置している場合が多い。松本雅彦が精神科医になった一九六五年頃には、京都大学医学部付属病院の精神科の病棟は、本部から遠く隔てられた「病院西部構内」に位置していたという。松本は次のように述べている。

当時この西部構内には、結核療養病棟、皮膚病特別研究施設（ハンセン氏病研究所）など、公衆衛生上社会から隔離されるべき患者たちを収容する建物が配置されていた。精神科の外来棟も入院棟も、同じような扱いを受けていたことになる。[1]

松本はこのころの精神科病棟での患者たちの暮らしについても描写している。次の文章は、京都大学附属病院ではなく、ある私立の精神科病院の様子についてのものである。

この閉じられた空間で、患者たちはどのように過ごしていたのであろうか。「この狭い空間に、よくもこれほど多数の人びとを収容できるものだ。これが刑務所であれば、たちどころに収容者の反乱が起きるであろう」とは、司法精神医学界で名をなした一精神科医の述懐であったが、この言葉が今もなお実感として蘇ってくる（略）「退屈」とは、相当に苦痛なものであるはずだが、患者たちはその退屈に慣れきってしまった感がある。後年、イギリスの精神科医ウィングWingが「臨床貧困症候群Clinical Poverty Syndrome」という名で、慢性患者の無為状態とその人為的要因について私たちの関心を促していることを知るが、当時は、ただゴロゴロと寝そべっている姿に驚くばかりであった。[2]

松本の描写からは、過密さと退屈さのなかにも、のどかな雰囲気も伝わってくる。しかし、松本より少し前に精神科医になった石川信義は、一九六二年に医局長のすすめで赴いた総合病院の精神病棟について次のように述べている。

生まれて初めての精神病棟のなかの印象。それは〈ひどいところ〉の一言につきた。あまりのことに心が凍りついて、私は声も立てられなかった。[3]

この当時の精神科病院が劣悪な状況に陥りがちであったのは、急激に増える精神科病院の数と、増床につぐ増床のなかで、医師の数と入院設備が追いつかなくなっていたためである。このような状況がつくりだされた社会的背景について少し説明しておこう。

一九〇〇年に制定された「精神病者監護法」においては、病院に収容しきれない精神障害者を個人宅の「座敷牢」のような部屋に閉じ込め、行政（警察）が管理するという「私宅監置」がなされていた。[4] 一九五〇年に制定された「精神衛生法」はこのような処遇をなくすことが、その目的であった。その結果、精神障害者の病院への隔離収容が急激に進められることになり、大幅な病床の不足が生じてしまった。[5] そこで、国も精神科病院の設立を後押しするように制度を整えていったのである。

その後、一九五四年の精神衛生法の一部改定によって、従来は都道府県が設置する場合に限られていた規定を拡張し、非営利法人が設置する精神科病院の設置および運営に要する経費にたいする国庫補助の規定が設けられ、一九六〇年には医療金融公庫が精神科病院への融資を開始した。また、一九五八年に厚生省医務局長通知が出されて、「医療法」において通常は十六床あたり一名の医師が必要とされるところを、「特殊病院」とされる精神科病院と結核療養所においては三倍の四十八床に一名の医師でよいとされるようになった。[6]

これらの要因が重なりあった結果、一九五〇年から一九六五年の十五年間に、精神科病院の病床数は十倍近くに跳ね上がったのである。このような経緯から見れば、当時は国策として精神障害者の隔離収容が進められていったと言ってよいだろう。

さらに一九六四年三月二四日に起きた、アメリカの駐日大使ライシャワーがアメリカ大使館のロビーで十九歳の日本人青年にナイフで太腿を刺されて重傷を負うという事件（ライシャワー大使事件）が大きな引き金となり、精神障害者の病院隔離を望む世論はますます高まっていった。新聞各紙は精神障害者の「野放し」を非難し、国による介入の必要性を訴えた。そして翌年、政府は精神衛生法の改正をおこない、次の通告義務が盛りこまれることになった。

（自傷他害の恐れが）認められる者を発見したときは直ちにその旨を最寄りの保健所所長を経て都道府県知事に通報しなければならない（第二四条）

これは、中井が精神科医に転身する前年のできごとである。乱立ともいえる精神科病院の急増とそれにともなう精神科医の不足、それを後押しした薬物療法の導入、進行する収容主義とそれにたいする異議申し立てとしての「反精神医学」運動。中井はそのような状況の渦中に降り立つことを選択したのである。

精神医療の歴史

そもそも精神医学は、医学分野のなかでも成立が遅く、十九世紀末にクレペリンが精神病を「早発性痴呆（現在の統合失調症）」と「躁うつ病（現在の双極性障害）」の二つに大別するまで、診断概念も固まっていなかった。[7] 治療技法についてはさらに未発達で、二十世紀に入るまで目覚ましい進展はなかった。

中井は、精神医学の発展について、「正統精神医学」と「力動精神医学」の二つの流れの交錯として描き出している。[8]「正統精神医学」とは、グリージンガーによる「精神病は脳の病である」という考えを推し進めていく流れのことで、「力動精神医学」とは、フロイトによる「精神分析」に代表されるように、感情や思考などの精神機能に焦点を当てる流れのことである。

もっとも、前者の「正統精神医学」でさえ、十九世紀半ばまでは内科学の一部をなしており、グリージンガー自身も内科医として精神疾患を治療した、と中井は書いている。精神医学の扱う領域もまだ明瞭ではなかった。たとえば、意外に思われるかもしれないが野口英世も精神疾患の分野に大きな貢献をしている。十九世紀には精神病患者の二十％近くを占めていた「進行性麻痺」という疾患が梅毒スピロヘータの脳への侵入による症状であることを証明したからである。また、ある種の失語症が脳の特定の部位の損傷と結びついていることを明らかにしたウィルニッケやブローカの研究も、「精神病は脳の病である」という前者の考えを強化していった。

後者の「力動精神医学」においては、フロイト派による精神療法が神経症（ノイローゼ）の領域では一定の成果を収めたものの、統合失調症には手も足もでなかった。もっとも、統合失調症については、正統精神医学においても有効な治療技法は確立できず、依然として安静療法や睡眠療法などが中心でありつづけていた。これは内科的治療の転用である。

脳への直接的アプローチ

しかし、このような状況は一九三〇年代から一九六〇年代にかけて大きく変貌していく。

薬物療法が導入される直前の一九五四年に精神科に入局した加賀乙彦は、当時の状況について「精神病の治療といえば電撃療法、インシュリン療法、持続睡眠法の三つと限られていた」[9]と振り返っている。「電気ショック（電撃）療法」は一九三八年に開発され、それ以前の手も足も出ない状況にくらべると画期的な成果を収めた。その他、人為的に低血糖ショック状態を惹き起こすインシュリン療法なども実施されていたが、こちらは費用と手間がかかるため、しだいに電気ショック療法が主流になっていったようである。しかし電気ショック療法は、その光景があまりに衝撃的であることから、精神科医療についての陰惨なイメージを広めることになった。中井は学生時代にうつ状態になった友人を京大病院に連れて行き、電気ショック療法に立ち会ったときの印象について「私の中の何かが壊れそうだと思った」[10]と述べている。

電気ショック療法についての評価は一概には言えないが、少なくとも一九五〇年代の日本（また世界）の多くの精神科において、その実施のされ方には大きな問題があったようである。加賀は一九五四年当時の電気ショック療法について次のように記述している。

電撃療法室というのは外来の端にあり、畳の上に寝かされた患者の頭に受話器型の電極を当て百ヴォルトの電流を数秒通電するのだ。（略）問題なのは午前中の限られた時間に一人で四、五十人に電気をかけねばならないことである。一人一人呼び入れていたのでは到底まにあわぬ。

そこで四人の患者を一度に呼びこむ、頭を土間に向けて寝かし、手拭いで目を蓋い、やおら端の患者から電気をかけていき、四人に一せいに大発作をおこさせる。[11]

もっとも、電気ショック療法は改良を重ねられて、現在の精神医療でも実施されている。近年では、ショーターとヒーリーが電気ショック療法を含む「ショック療法」の歴史を概観し、その肯定的な側面にも光を当てている。[12]

「ショック療法」に次いで、一九四〇年前後になって、脳（前頭葉）に直接的に介入する「ロボトミー手術」が日本でも導入されていく。これは、前頭葉の組織の一部を切除あるいは切裁することによって脳の機能に変化を生じさせ、衝動性の強い患者を鎮めるという治療法である。一九三五年にポルトガルのモニスが開発した方法を、一九三六年にアメリカのフリーマンが簡易化した方法が全世界に広がっていき、一九三九年には日本においても追試が行われた。なお一九四九年には、モニスはこの功績によってノーベル賞（生理学・医学）を授与されている。日本においてロボトミーは、第二次世界大戦後に本格的に普及しはじめ、モニスのノーベル賞受賞の前後の一九五〇年頃を頂点に、その後もしばらくのあいだ実施されていた。その後、その施行の倫理性をめぐって各地で裁判が起こる。[13]

その後六〇年代に入ると、ロボトミー手術は、かつての悪しき精神科医療の象徴のように描かれるようになった。アメリカにおいて一九六二年に発表された小説『カッコーの巣の上で』はベストセラーとなり、一九七五年に同名で映画化された作品は第四十八回アカデミー賞において主要五部門を独占するという快挙を成し遂げた。[14] この作品には、精神病を装うことで刑務所から逃れ精神病院へ入院してきた男が、最終的にロボトミー手術を施されて人格を崩壊させられていく姿が描かれている。また、一九六八年公開の映画『猿の惑星』で、類人猿たちに囚われた主人公の仲間の頭に、はっきりとした手術の跡が残されているというショッキングなシーンを記憶している人もいるだろう。[15]

このように、とくに一九三〇年代から一九五〇年代にかけて、統合失調症の治療においては直接的に脳や神経系に介入していく方法が実施されるようになっていった。そして、しばしば治療による人格崩壊もおこっていたようである。しかし、その是非はともかくとして、当時の精神医学の状況においては、医療者の側にも患者の側にも、統合失調症が治療可能な病気であってほしいという、切実な思いがあったことは忘れてはならないであろう。その手探りの模索の代表例が、「精神外科手術」と呼ばれたロボトミー手術だったのである。

このような「精神外科手術」が盛んにおこなわれるようになった背景の一つには、第一次世界大戦の経験から精神科医が脳の損傷と精神障害との関係にくわしくなっていったことも挙げられるだろう。立岩真也は、日本におけるロボトミーの導入の背景として、第二次世界大戦への従軍によって精神科医が外科手術にたいして大胆になったことを挙げている。[16]

反精神医学

精神医学は、「試しに実施したら良くなった」という実績のみに依拠しつつ、はっきりした科学的根拠を欠いたまま、脳や神経系への介入を急速に進めていった。このような「正統精神医学」にたいして、一九六〇年頃には、欧米で「反精神医学 Anti-Psychiatry」という潮流が登場する。

この潮流の代表的な論者の一人にイギリスの精神科医R・D・レインがいる。彼の著作を多く翻訳した笠原嘉によると、反精神医学とは「一言でいえば、伝統的正統的主流的精神医学の狂気観に対する根本的な異議申し立て」[17]である。ただし、「反精神医学」という言葉自体はアメリカのD・クーパーの著作[18]に由来する。他にこの運動の代表的論者としてはT・サズ[19]、M・マノーニ[20]などが挙げられる。

レインもクーパーも精神病（とくに統合失調症）を、家族が患者を一種のスケープゴートに仕立てることによって生み出されると論じており、また、精神医学はスケープゴートにされた患者に「統合失調症」というレッテルを貼ることで、社会的排除を推し進めていく統制システムであると批判している。つぎのレインの一文は、反精神医学の立場を明確に述べた有名なものである。

> 「分裂病」という「状態」など存在しはしないのです。分裂病というレッテルを貼られることは一つの社会的事実であり、この社会的事実とは一つの政治的出来事です。社会における市民的秩序の中でおこっている、この政治的出来事は、レッテルを貼られた人間の上に一定の定義と結論を押しつけます。分裂病というレッテルを貼られた

人間は、彼に対して責任をもつべく監督下に、それも法律的に是認され医学的に権能を与えられ道義的に義務付けられた他者の監督下におかれますが、こうした一連の社会的行為を正当化しているのは社会の指令なのです。レッテルを貼られた人間は、家族、精神衛生関係者、精神科医、看護婦、家庭医、ソーシャルワーカー、そうしてしばしば仲間の患者たちも加わっての一致した連携「共謀行為」によって、患者として人生の道程を歩みはじめさせられるのです。[21]

反精神医学運動は、一九五〇年前後の電気ショック療法やロボトミー手術が流行した時期に、それらの横暴な治療の根本にある思想――「精神病は脳病である」（グリージンガー）――を批判し、統合失調症の社会的側面に光をあてることで代替的な医療アプローチの可能性を示唆したという点で画期的であったといえるであろう。しかし、彼らはその方向性や手法を明確に示すことができなかった。クーパーの「ヴィラ21」やレインの「キングスレイホール」をはじめとする患者と医療者による治療的共同体の試みは、結果として挫折していった。

反精神医学の旗手としてのレインにたいする中井の態度は両義的である。中井は一方でレインの主張に深い共感を寄せながらも、他方ではレインの急進性と独善的態度に危機感を表明している。この両義性は、後で見るように日本における精神医療の改革運動がとった態度にも共通してみられるものである。

中井は一九八九年、レインの死去にさいして『朝日ジャーナル』に追悼文を寄せ、そこでレインを「僚友的な存在」と述べている。しかし、この発言は中井の周囲の医師たちを困惑させたようである。後にこの追悼文は、レインの自伝の邦訳が文庫化されたさいに、中井による「解説」とともに収録され、そこでは「レインが直面していたものと私が直面していたものとがおおむね同じであるという感覚[22]」をもっていたことが「僚友」という発言の意味であったと説明されている。そして、この「解説」の文章を中井は次のように結んでいる。

結局、レインの毒は薄められた形で今日の精神医学にずいぶん取りこまれている。もし、人を、その最低点で評価するならば、レインを切り捨てることはやさしい。しかし、そのもっとも有意義な点をもって評価するならば、レインの出発した精神医療の現実は、ほぼ、われわれの出発した現実であり、私もそこから出発した。私のことはともかくとして、誰もまだレインを嘲笑できるほどには、この現実を解消していないと私は思う。また、レインの著作には、患者がレインをとおして語っているようなところがある。それは、精神医学が、多くの患者の現状を棚上げして自己満足に陥らないための有用な毒であると私は思う。[23]

薬物療法と戦後精神科医療

統合失調症に症状に効果のある薬が発見されたのは、ロボトミー手術によってモニスがノーベル賞を受賞してからわずかに三年後であった。一九五二年にフランスにおいて、初めて精神病症状に効果があることが確認された薬がクロルプロマジンである。[24] この薬は、その後の向精神薬をもちいた薬物療法への道を開き、現在でも使用されている。欧米においては薬物療法の普及とともに、精神病患者の入院日数はどんどん短くなっていった。また薬物療法の簡便さも手伝って、一九六〇年代に入るとロボトミー手術は急速に消退していった。

しかし、日本においてはやや事情が異なっていた。そもそも、日本には戦前まで精神科の入院施設はきわめて少なかった。そのため戦前の法律では、精神障害者を家族に抱える世帯は役場に届出ることと病者をそれぞれの世帯で管理するという「私宅監置」が義務づけられていた。戦後になって精神病院の数が増えると、それとともに入院治療が普及していった。こうして戦後、欧米の精神科医療が隔離主義から脱却していったのと反対に、日本においては隔離収容に拍車がかかっていった。

さらにこの流れは先述の「ライシャワー大使事件」によって決定づけられた。この事件の影響で、日本の世論は精神病者への偏見を強め、精神病院への隔離収容主義が横行するようになっていた。さらにクロルプロマジンが国内で安価に製造できるようになったことが患者の「薬漬け」をもたらしていった。これによって、後に中井が「ダム」に喩えるように、患者をどんどん入院させて溜め込んでいく精神科病院の体質がつくられていったのである。残念ながら、日本において薬物療法の普及は精神病者の社会参加を後押しするのではなく、病院への隔離を後押しする結果になったのである。

世界的にみれば、「反精神医学」は、薬物療法の普及によって外来中心の開放的な治療が広がっていくとともに退潮し、その影響力は精神医学の本流を脅かすには至らなかった。しかし日本においては、アカデミズム主導による正統的な精神医学と、それを批判する

「反精神医学」の影響をうけた流れが鋭く対立し、二つの勢力がそれぞれ主導権をもっていた時期が、一九六九年から一九九〇年代までの二十年以上もつづくことになる。イギリスに留学した鈴木の言葉を借りるなら「むしろ反精神医学運動のメッカはイギリスではなく、アメリカやドイツでもなく、日本である[25]」。

精神神経学会金沢大会

一九六八年は世界的に学生運動が吹き荒れた年であったが、日本では、その影響は精神医学会にも及んだ。否、むしろ精神医学会はその嵐の中心の一つであり、他の学生運動が挫折していくなかで、具体的な成果が得られた稀有な領域であった。この経緯の詳細については立岩[26]や阿部[27]がまとめているので、ここでは概観するにとどめる。

一九六六年、精神医学会では二つの大きな事件がおこった。そのひとつは五月に開催された第六十六会精神神経学会「金沢大会」である。この「金沢大会」においては、研究発表はすべて取りやめとなり、三日間の日程すべてが認定医制度の導入への批判と、医局制度の解体に向けた討議に費やされるという、前代未聞の事態がおこった。この「金沢大会」について、立岩は以下のようにまとめている。

この大会では、金沢大会の前年、長崎で開催された一九六八年の大会に続き、認定医制度設置をめぐって議論があり、それを認めないこととした。大学医学部内部での教授を頂点とした医局講座制という医師の階級制度と、その制度を支えるべく行われている研究が患者のためのものではなく、精神医療全体を歪めるものになっていると理事会が糾弾され、理事長臺弘が解任され理事会が不信任された。ことを起こした側からはまずこんな具合にまとめられる。[28]

当時、ここで問題とされた「医局制度」については山崎豊子が『白い巨塔』[29]において告発し、一九六六年には田宮二郎主演で映画化されて大きな反響を呼んでいた。高度経済成長を背景に、巨大な利権組織と化した医局制度は、社会問題とまなされたのである。同じころ(一九六三年)に、中井も楡林達夫のペンネームで『日本の医者』という著作を刊行し、医局制度を批判した。[30] しかし、これを書いたことが表面化したことによって、中井は精神科への転向を余儀なくされることになった。

東京大学「赤レンガ病棟」

もうひとつの出来事は、金沢大会に引きつづいて一九六九年九月に東京大学でおきた、東京大学医学部精神神経科病棟（通称「赤レンガ病棟」）の「自主管理」を目的とした占拠である。臺弘を筆頭とする東京大学精神医学教室と対立した、森山公夫を中心とする東京大学精神科医師連合（精医連）の者たちによって精神神経科病棟の「自主管理」が始められたのである（実質的な自主管理は一九七二年から）。この「自主管理」は一九九四年までつづき、この対立の完全解消には一九九六年までかかった。

これらの事件に代表される流れによって、一九六九年からしばらくの時期、精神神経学会をはじめ精神医学に関連する学会活動が実質的にストップしてしまうという事態に陥った。なかには「精神病理・精神療法学会」のように自主解散する学会もあった[31]。

このような状況で中井のとった立場は微妙であった。中井は楡林達夫というペンネームで書いた『抵抗的医師とは何か――新入局者への手紙　あわせてほかの僚友たちへ[32]』という文章のなかで次のように述べたが、その内容はやがて東大精神科でおこる赤レンガ病棟の「自主管理」を予見していたかのようである。

あなたが革命家であることはさまたげにはならないでしょうが、しかし、医師よりまず革命家であると自覚するならば、医学の領域でたたかうよりも、せいぜい資本主義社会の栗を蝕む手段にとどめておくべきでしょう。
それは第一に、革命も医師も、きっちりした時間割の限度で動くのではないショウバイであり、それを二つ重ねてあなたの二十四時間におさまるとは到底思えず、二つは相互に殺し合うでしょう。[33]

実際に、赤レンガ病棟を自主管理した精医連側が助手を選考するにあたって、精神科医に転身してまもない中井にも白羽の矢が立ったとき、中井は自ら辞退の旨を告げに行ったという。その時に「楡林達夫を越えてみせる」と言った相手に、中井は「お手並み拝見」と言って立ち去ったという。[34]

私はかねがね患者を先頭にたてる運動に批判的であった。その直後の病の悪化を憂いたのである。私は「翌日の医者」になることにした。[35]

その後一九七二年には、中井は小石川の東大分院の病棟医長になることを引き受け、本郷の赤レンガ病棟管理側とは一定の距離をとることになる。この当時の状況は中井の仕事に大きな影響をあたえた。「寛解過程論」が発表されるのは、そのすぐ後のことである。

京都大学の場合

一九六九年には、京都大学医学部の精神科においても大きな動きがあった。「京大精神科評議会」が「反教授会権力」と「臨床、教育、研究を一人一票による合議で運営していく」という理念をかかげて発足したのである。[36]

当時の京大精神科の状況について、松本は「これまで学術研究の場であった「演習」が中断され、それに代わって医療改革運動を主眼とする精神科評議会が結成されて、関西における運動の拠点となった[37]」と述べている。精神科医療のあり方が根本的に問題視され、そのような問題の元凶として医局講座制下の「研究至上主義」が断罪されることになり、

「研究論文を書くことなど、犯罪的である」という空気に浸されていったという。[38]
評議会が発足した後、大学院や学位は否定され、それが再開されるのは一九九二年一二月に「大学院再開にあたって」という文書が出された後の、一九九四年であった。[39]

「寛解過程論」の誕生

一九六九年からしばらくのあいだ、東大と京大の精神医学教室は研究機能を遂行することがきわめて困難になっていた。そのような状況で、東大医学部精神衛生学教室の土居健郎を中心とした何人かの精神科医が呼びかけ、インフォーマルな研究会が開催される。それが東京大学出版会の「分裂病の精神病理」シリーズで有名になる研究会である。

土居健郎といえば『甘えの構造』で世界的に知られる精神分析学者である。中井も当初からこの研究会のメンバーとして参加し、第二回目の合宿研究会から発表を始める。これが後に「寛解過程論」として具体化してくことになる。

東大分院は、安永先生が神経科長になり、私が病棟医長となることを条件に引き受けろと言われた。私はいつの間にか土居門下になって、土居先生のご自宅で毎週開かれる水曜会に出席していた。土居先生には「おまえ、なれよ」と言われた。東大出身の先輩をさし置いて、さらに精神科医歴が圧倒的に浅い私に講師になれという。（略）前後して東京大学出版会が土居健郎先生が主催する『「分裂病の精神病理』のワークショップ」を毎年二月に熱海で開催して一、二年遅れで出版し始めた。このシリーズは精神科以外の知的公衆にも広く迎えられたが、これは一種の側面援助でもあった。私の主な仕事の発表先である。[40]

この研究会には中井のほかに、木村敏や安永浩といった日本の精神病理学における泰斗がいたのだが、当時、精神病理学やそれに影響を与えていた現象学は「ブルジョアの学問」として批判されていた。理屈としては面白いかもしれないが、患者の役に立たないというのである。また、一九六九年の精神神経学会以来「反精神医学」的な雰囲気も濃厚で、精神病理学への風当たりは強かった。

中井は、このような状況のなかで、統合失調症の治療について具体的な道筋を示した。しかも、その方法は、個人の「病理」に焦点を当てるアプローチではなく、看護師や作業療法士などと連携しながら患者の「日常性」に焦点を当てるアプローチにもとづいていた。これは画期的な考え方であった。このように患者の日常生活に着目することを重要視する中井の「寛解過程論」は、後の中井の精神医学における仕事の方向性を決定するものとなる。

この「寛解過程論」については次章でくわしく見ていくことにする。

注

1 松本雅彦(2015)『日本の精神医学この五〇年』みすず書房 15-16頁
2 松本(2015) 67頁
3 石川信義(1978)『開かれている病棟—三枚橋病院でのこころみ』星和書店
4 岡田靖雄(2002)『日本精神科医療史』医学書院 138-141頁
5 岡田(2002) 200-203頁
6 岡田(2002) 207頁
7 松本雅彦(1996)『増補改定版 精神病理学とは何であろうか』星和書店
8 中井久夫(1982)「西欧精神医学背景史」『分裂病と人類』東京大学出版会 89-238頁
9 加賀乙彦(1993)(2007)『頭医者』中公文庫 35頁
10 中井久夫(2009)「わが精神医学読書事始め」『中井久夫集』5「執筆過程の生理学」みすず書房 88頁
11 加賀(1993) 35-36頁
12 Shorter,E. & Healy,D. (2007) *Shock Therapy: A History of Electroconvulsive Treatment in Mental Illness.* Rutgers University Press.

川島啓嗣他訳（２０１８）『〈電気ショック〉の時代――ニューロモデュレーションの系譜』みすず書房

13　立岩真也（２０１３）『造反有理　精神医療の現代史へ』青土社　123－187頁

14　アメリカの作家ケン・キージーが１９６２年に発表したベストセラー小説『カッコーの巣の上で』（原題 One Flew Over the Cuckoo's Nest）をもとにしてアメリカで１９７５年に公開された同名の映画。第48回アカデミー賞で作品賞、監督賞、主演男優賞、主演女優賞、脚色賞と主要5部門を独占した。

15　フランスの作家ピエール・ブールが１９６３年に発表した原作をもとに、ハリウッドが映画化し１９６８年に公開された。

16　岡田（２００２）206頁

17　笠原嘉（１９７６）「レインの反精神医学について」『臨床精神医学』第5巻5号　675－682頁

18　Cooper,D.（1967）*Psychiatry and Anti-Psychiatry*, Tavistock Publications London. 野口昌也・橋本雅雄訳（１９７４）『反精神医学』岩崎学術出版

19　Szasz, T.S.（1970）*Ideology and Insanity — Essay on the Psychiatric Dehumanization of Man*,ed.A Doubleday Anchor　石井毅・広田伊蘇夫訳（１９７５）『狂気の思想――人間性を剥奪する精神医学』新泉社

20　Mannoni,M.（1970）*Le psychiatre, son《fou》et la Psychiatrse*,Editions du Seuil.　松本雅彦訳（１９７４）『反－精神医学と精神分析』人文書院

21　Laing,R.D.（1967）*The Politics of Experience and the Bird of Paradise*,Tavistock Publications London. 笠原嘉・塚本嘉壽訳（1973）『経験の政治学』みすず書房　128頁

22　中井久夫（１９９０）「解説」（『レインわが半生―精神医学への道』岩波同時代ライブラリー）

23　中井（１９９０）320頁

24　Shorter,E.（1997）*A History of Psychiatry from the Era of the Asylum to the Age of Prozac*. John Wiley & Sons,Inc. 木村定訳（1999）『精神医学の歴史――隔離の時代から薬物治療の時代まで』青土社　299－303頁

25　鈴木純一（１９７４）「反精神医学運動――英国で私が経験したこと」『病院』第33巻10号　88－91頁

26　立岩（２０１３）

27　日本における反精神医学運動については阿部あかね（２０１０）が詳しい。阿部あかね（２０１０）「１９７０年代日本における精神医療改革運動と反精神医学」*Core Ethics* Vol. 6　１－11頁
28　立岩（２０１３）　85頁
29　山崎豊子による長編小説で一九六五年に新潮社より出版。
30　中井久夫（２０１０）『日本の医者』日本評論社
31　松本（２０１５）
32　中井久夫（２０１０）「抵抗的医師とは何か」『日本の医者』日本評論社　91－131頁（初出：楡林達夫名（１９６３－１９６４年頃）「抵抗的医師とは何か―新入局員への手紙　あわせてほかの僚友たちへ」岡山大学医学部自治会／青年医療従事者協会発行）
33　中井（２０１０）　126頁
34　中井（２０１０）　126頁
35　中井（２０１０）　306頁
36　立岩（２０１３）　114頁
37　松本（２０１５）　127頁
38　松本（２０１５）　128頁
39　立岩（２０１３）　113頁
40　中井（２０１０）　305頁

第二章　「寛解過程論」とは何か

「統合失調症はけっして治らない病気ではない。ただし、治るための障壁が非常に多い病気である」[1]この中井の言葉ほど、「寛解過程論」の本質を述べているものはない。

前章で見たように、「寛解過程論」は、戦後の精神科医療をめぐる変化の荒波の最中に書かれた。世論が隔離と収容の必要を訴えるなか、中井は当時まだ絶望視されていた統合失調症からの回復の道筋をていねいな観察データとともに示したのである。

ただし、一般に「寛解過程論」と呼ばれているのは、中井の提唱した統合失調症についての理解と治療の枠組みの総称である。その中心は一九七四年に発表された論文「精神分裂病状態からの寛解過程――描画を併用せる精神療法を通してみた縦断的観察（以下「分裂病状態からの寛解過程」）」であるとされる。しかし、それ以前の論文にもその内容は断片的に窺うことができ、その全貌はいくつかの論文にまたがって発表されている。

ここでは、「分裂病状態からの寛解過程」を中心に振り返りながらその本質を浮き彫りにしていくことにするが、その後も、さまざまな補足や追記がなされているので、適宜それらについても参照する。以下に、とくに参照した文献を挙げておく。

また、中井自身による「寛解過程論」の概説としては、後になって初学者のために書かれた『看護のための精神医学』[2]における記述がわかりやすいので、本章でも適宜引用する。

・精神分裂病状態からの寛解過程――描画を併用せる精神療法を通してみた縦断的観察[3]
・分裂病の発症過程とその転動[4]
・分裂病の慢性化問題と慢性分裂病状態からの離脱可能性[5]
・分裂病者における「焦慮」と「余裕」[6]

「寛解」とはなにか

「寛解」という言葉はいささか耳慣れない言葉である。この言葉は、「寛《くつろ》ぐ」と「解ける」という言葉からなる。中井は統合失調症について「焦りの塊である」と表現しているが、この「焦り」がじょじょに解けていき「ゆとり」のうちに寛げるようになっていくプロセスこそ「寛解過程」にほかならない。

旧来の精神医学において、統合失調症の発症から後のプロセスは、やがて人格の荒廃へといたる不可逆的なものと考えられていた。とくに薬物療法が本格化するまではこのような認識が当前であり、精神科医になるということはかつてのハンセン病などと同じく、不治の病の者たちに寄り添う道を選ぶことに等しいと思われていた。後に三枚橋病院において開放病棟を主軸にした精神科医療を展開していく石川信義は、一九六〇年代前半の精神医学について次のように述べている。

医学部の学生の間でもそうだ。精神科へ行くと言うと、みんな誰もが馬鹿にしたような薄笑いを浮かべた。

「へえ、変わっているなあ」

そしてつけ加える。

「所詮、精神病なんて治らねえんだろ?」[7]

精神科についてこのような認識は薬物療法の浸透とともに変わりつつあったが、新しく導入されはじめた「生活療法」や「生活臨床」は、患者の社会的能力の回復を図る訓練に傾いていき、結果的にそれらは、刑務所のような厳しい日課を課すことになっていた。

後に、中井は『世に棲む患者』のなかで、社会的能力の向上ばかりを目標にする社会復帰観を批判しているが、寛解過程論においても「元に戻る」ことを目標とする治療を根本的に否定している。なんらかのきっかけで患者が発病前の状態に戻ったとしたら、それは発病のリスクを抱えた強い緊張状態に逆戻りしたということでしかないからである。そのような治療では、緊張はけっして「解け」ない。

中井にとっての回復は、患者が元の状態に戻ることではなく、緊張が解け、安心感のなかに寛ぎながら、自分の内なる自然が根を伸ばし、葉を茂らせていくことにほかならないのである。

寛解過程論の成立に関連する三つの著作

中井は精神科医に転身するにあたって、次の三つの著作を導きの糸にしたと述べている。コンラート『分裂病のはじまり』[8]、シャラー『ゴリラの季節』[9]、ラボリの『侵襲に対する生体反応とショック』[10]である。以下に、これらの著作と中井の寛解過程論の関連を見ていこう。

レインらの「反精神医学」が、影響力を増しつつあった正統精神医学的権力へのアンチテーゼとして「分裂病という状態など存在しない」と述べたのにたいし、別の角度から正統精神医学を批判した人物がいる。それが中井に影響を与えたコンラートである。

コンラートの著作は、中井が寛解過程論において、統合失調症の患者にかかわる事象を枚挙的に記述することから理論を組み立てていく方法をとるさいに、大きく役立つものだった。ドイツの精神科医コンラートは、第二次世界大戦中に統合失調症の発症過程を著作にまとめた。それまでの統合失調症の理解は、クレペリンの症候学的分類や、ヤスパースの記述的現象学やビンスワンガーの実存的現象学など、「実存的」側面にたいする「解釈学」的なアプローチに依拠していた。これらの理論が演繹的な方法で体系化を目指していたのとは反対に、コンラートは徹底した観察と記録によって発病に至るまでのプロセスを描写する、帰納的手法にもとづいていた。ただし、コンラートの著作が「発病」までという、統合失調症のプロセスにおいては序盤までの記述であったのにたいして、中井の寛解過程論はいわばその「続編」であり、また治療プロセスという「本編」にあたる位置を占めている。

　次のシャラーの著作は、動物行動学の研究者がゴリラと会話を交わすまでの記録であり、中井にとって未知の文化への道先案内であった。中井は「私はこの一冊を持って精神科病棟に入ったといって過言ではない」と述べている。シャラーはゴリラの観察をするに先立って森と一体になることに専念したが、中井は精神科病棟に溶け込むことを治療的接近の前提とした。

　このようなシャラーの態度は、オーストリアの精神科看護師のシュヴィングの態度につながるものであると中井は述べている。寛解過程論の前半ではシュヴィング的な態度について記されているが、中井は精神科医としてのキャリアの初期、シュヴィングに学んで患者の傍にいることに力を入れた。

おそらく、この時期における精神療法は、シュヴィングの行なったように、治療者の身体性を、空無化した病者の身体の傍にそっと並べることから始める必要があるだろう。その理由のすべてではないにしても、少なくともその一つは、治療者の身体性の、不安鎮静的な、ゆるぎのない現存が、この章の冒頭で述べた、世界対自己の背理的対立性の、いずれにも属さない第三者として登場し、対立の絶対性をいかほどか和らげるからである。[11]

そして、三つめの著作は、ラボリの『侵襲に対する生体反応とショック』である（ちなみにラボリは、統合失調症の治療にクロルプロマジンを世界で初めて適用した人物でもある）。この著作は寛解過程論における、発病のプロセスと回復のプロセスは異なるというテーゼに直接影響している。私たちは一般的に、病気が回復していくプロセスを、発病とは反対のプロセスと思い描きやすい。このような誤謬は訓練を受けた精神医学者においてもめずらしくなく、統合失調症の回復のプロセスについても症状がひとつずつ消えていくプロセスをイメージしてしまいやすい。しかし、中井は前の状態に逆戻りしようとする治療者や患者の考え方に警告を発している。以前の状態に戻ろうとすること、以前のような栄光を取り戻そうとすることは、すなわち「無理の時期」「焦りの時期」に舞い戻ろうとすることであり、ふたたび発症のプロセスを繰り返さざるをえないことになるからである。

これらの著作が、精神科医に転身した当初の中井にとっておおいに役立ったのは事実である。しかし、後の章で述べるように、中井の臨床についての考え方の核はウィルス研究時代にはすでにできていたと思われる。したがって、これらの著作は精神科医として転身するにあたって自己の思想を具体化していくための補助的な役割を果たした、と考えるのがよいだろう。

次に「寛解過程論」の内容を見ていこう。

「寛解過程論」の概要

中井によると、統合失調症へといたるプロセスはけっして特殊なものではない。「病前性格」といわれるように、統合失調症になる人は発病前から特異なエピソードをも

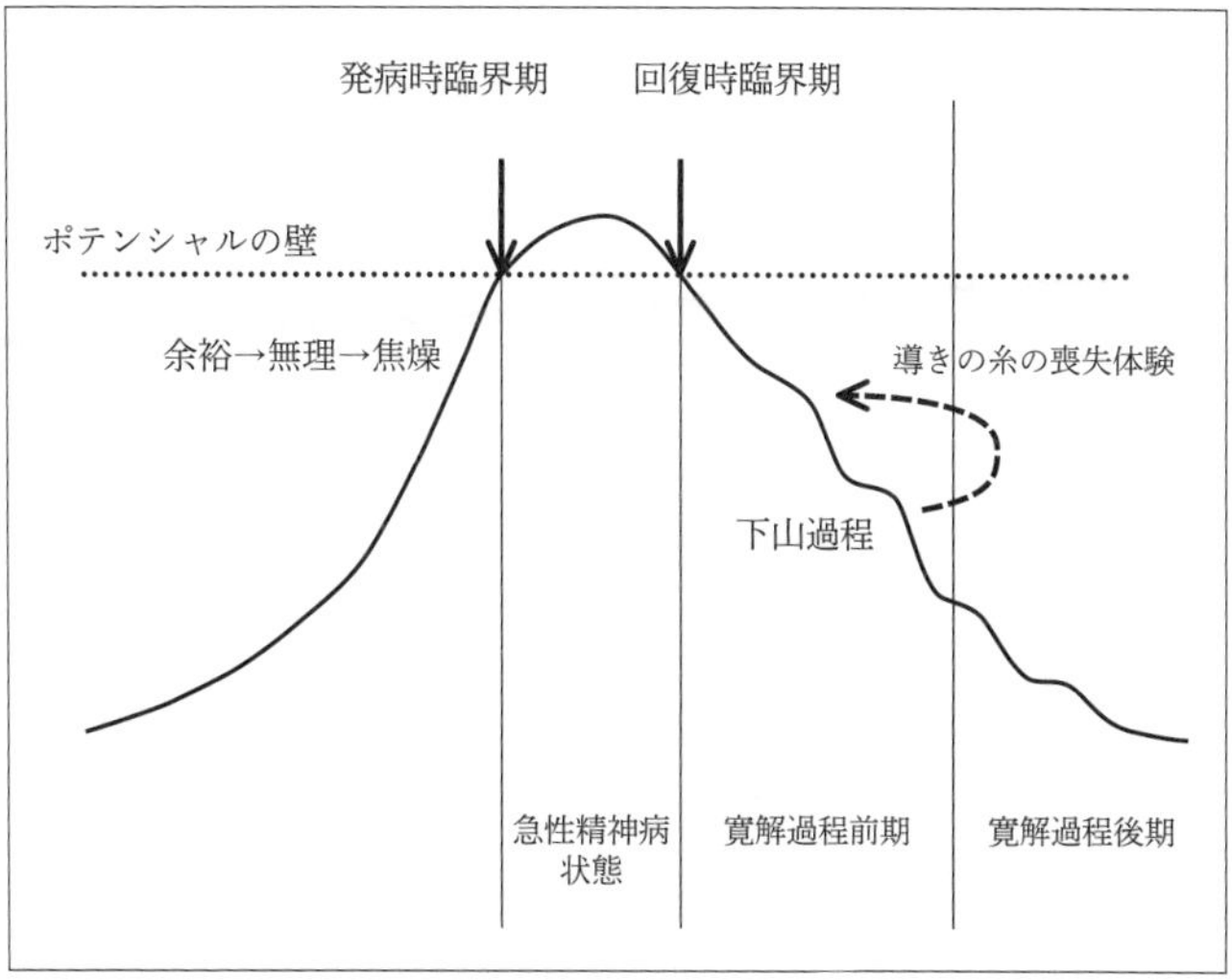

登山になぞらえた「寛解過程」の図（著者作成）

っていると語られる場合が多い。しかし、中井によると、それらのエピソードもストレスにたいする特有の対処《コーピング》のありかたを表しているにすぎず、けっして病理的なものではない。

ただし発症する人たちは、ストレスにたいする反応をうまく形成できないようである。通常、私たちの心身は過剰なストレスにたいして警告を発し、心身のシステムが修復不可能になる前に休息を取らせるように働く。しかし統合失調症になる人たちは、なんらかの事情で心身の警告をキャッチすることができない。あるいは、キャッチしたとしても休息をとるわけにいかない事情が存在する。ここでいう警告とは、発熱であったり、身体症状であったり、あるいはうつ状態であったりと様々な形をとる。しかし統合失調症になる人々の場合、発病前にはストレスがかかっているはずなのに、これらの心身の症状が現れないことが多いのである。

そして、ストレスがある限界を「突破」してしまった時、心身はその柔軟性を失い、消耗を回復できなくなってしまう。このことは、木の枝がある程度の歪力をかけても元に戻る柔軟性をもっているが、極度の歪力をかけると裂けて折れてしまうことに似ている。つまり統合失調法の発症とは、心身のシステムを修復することができなくなったときに生じる特異的な反応であると考えられる。このとき、周りの者がその人がストレス状態にあることに気がついて、心身を休ませるように促すことができれば、発症のプロセスを止められる可能性がある、と中井は指摘する。

前分裂病的あせり症候群

ここまでのプロセスは一般に「発病」とされるよりも前にある潜在的なプロセスである。これを中井は、「前分裂病的あせり症候群」と呼んでいる。

この統合失調症に先駆する「あせり」には特徴があり、それは「問題を局地化する能力の乏しさと深く結びついている」。彼らはこの時期に「一念発起」などの観念を抱き、一気に全面的な解決を図ることで、あせりを解消しようとする。しかし、こつこつ地味な解決を積み重ねるという方向には目が向かない。

分裂病になりやすい人は神経症になりやすい人とまさに正反対であって、小問題を大問題の形にひきなおし、能うかぎり一般的な形式において一挙にかつ最終的な解決をしようとすることである。[12]

このような特徴を、中井は後に文化論的視点から『分裂病と人類』において、神経症的あるいはうつ病的な「立て直し」の論理と、統合失調症的な「打ち壊し」の論理の対比図式へと発展させることになる。

統合失調症へのプロセスを歩む人は、生き方の微細な修正や、やりなおしといった「立て直し」の手段をもちいようとしない。彼らは失敗や誤算が重なると「あせり」、そこから一気に解決しようとしてうまくいかずに、さらなる「あせり」の状態に向かっていく。

潜在的なプロセス

中井はこの焦りがつのっていくプロセスを「ゆとりのある状態」「無理の状態」「あせり（と不安）の状態」とに分けて説明している。

「ゆとりのある状態」……「なりやすい人は、ゆとりを失いやすい人であることが多い。ゆとりとは、何かが不意におこっても対処できる余力のあること。」

「無理の状態」……………「一つの目的にむかって緊張。食欲や睡眠が二の次になる。その目的にずれたことに対処しにくくなる。」

「あせりと不安の状態」…「焦り、不安、追われる感じがつのり、家族や社会から離れてゆく。ときに調子が高くなったり、逆にゆううつになったり……。」

『看護のための精神医学』をもとに作成

通常、私たちは「ゆとりのある状態」と「無理の状態」のあいだを往き来しながらなんとか日常生活を送っている。そして、時折「あせりの状態」へと陥るが、多くの人はここで風邪などの病気に罹ったり、不慮の怪我にみまわれたり、あるいは周囲の者が異変に気づいて助けてくれたりと、なんらかの要因が働いてこの先のプロセスに進まずに済んでいる。

中井は、「ここで体の調子がとても乱れる時期があるらしい。頭痛、悪夢などがおこりやすい」と指摘し、「ここで疲労で眠りこんだり、身体の病気になれば、精神の病気にならない」と述べている。そして、「これは体の最後の警告である。ここで引き返すべきである。たとえ仕事がたまっていても。ここから本格的に病気が始まる[13]」と強い調子で警告している。

ただし、次の「臨界期」に移るまでは「調子を崩している」という程度の状態で、まだ「病気」ではない[14]。

こうしてストレスが心身の修復力の閾値を突破すると、自己と世界の関係が決定的に崩壊することになる。この時期を中井は「発病時臨界期」と呼ぶ。現在の診断基準において「統合失調症」とみなされる条件が揃うのはこの時期であり、一般的な意味での「発病」はこの時期であるといってよいであろう。

中井は、この統合失調症へのトリガーとなる「突破」は一回的なものであると考えている。「突破」されるものはなにか。それを中井は、当初「ポテンシャルの壁」と呼んでいた。これは量子力学から借用された概念で、古典力学においては越えられないと考えられた障壁（バリア）は、粒子を波動的実在とみなす量子力学においては、確率論的に突破可能となる。後に中井はこのバリアを原子炉の安全装置にたとえて次のように説明する。人間の脳を代表とする中枢神経系は「暴走すれば原子炉以上に危うい代物」であり、それゆえに複雑な制御システムによって非常に高い安全性が実現されているが、まれにこの制御システムが「突破」されることがある。それは、複数の波が重なってできる合成波のように、複数のストレス要因や、安全性を弱めるような要因が重なったときにおこる。

そして、この「突破」によって統合失調症のプロセスがはじまる。一度このプロセスがはじまると後戻りすることはできない。しかし、この「突破」の段階までは本人の内的なプロセスであり、周囲の人からはその変化をつかみづらく、本人にも自覚されることは少ない。それはこの「突破」によって、ある種の平衡状態（ホメオスタシス）に陥って過覚醒状態になり、しばしば周囲からも本人にとってもすこぶる調子がよい状態に見えるからである。

この発病時臨界期につづくのが一般的には「急性精神病状態」と呼ばれている時期である。この「突破」の後、「発病」とみなされるまでのごく短い期間に、「臨界期の苦しい身体症状が消失し、もう治ったと思えるような静けさ」が訪れる。これを「いつわりの静穏期」とよぶ。[15]

身体のリズムががたがたに乱れているのに、本人はすごく快調を感じる。まったく眠れないのがふつうであるが、頭は奇妙にさえ、からだは静まりかえっている。何ごとも偶然とは思えず、そこからしだいに恐怖がつのってくる。まわりからの影響をさえぎるものがなくなり、むき出しに外界にさらされた感じ。その外界はおどかしや、ほのめかしや、ときにはおだてるような感じに満ちてくる。そら耳が聞こえる[16]（略）。

この時期の患者の状態を、後に中井は、入力が過多になっているのに出力のない状態と述べている。本来であれば、外部からストレスなどの入力があれば、それに見合った不眠や下痢などの心身の症状が生じるはずなのだが、発症過程の患者においてはそのような出力がないというのである。

自律神経系＝睡眠覚醒系の関与する警報システムはもはや作動しない。身体的撹乱は、たとえ生起しても意識にのぼらない。情動はもはや表情筋の対応する変化を惹起しない[17]。

しかし、この症状がない状態は、内的には大変緊張が高まる時期である。中井はそれを、相撲の力士ががっぷりと組み合って動かなくなっているときに、外からは動きはないようにみえても、本人たちは十二分に力を出して相手を封じ込めようとしている状況にたとえている。つまり患者はここまでのプロセスにおいて、人が日常的に体験しないような「大仕事」をしているのである。

しかし、この時期の平衡状態も、不眠状態が二、三日つづくと「なだれ」のようにくずれて発病し、「急性統合失調症状態」へと至る。

外界ははっきりしない意味の乱舞する世界である。考えはしだいにまとまらなくなる。突然止まったり、人の考えが入りこむ感じがしたりする。[18]

このあたりで、まわりの人が気づくことが多い。患者は「こころの平和」を得ようと目指してもがく。周囲からは退行しているとみられがちだが、本人は前進しているという感覚をもつ。[19]

当事者である患者も周囲の人々もこの「なだれ」の進行を阻止し、元の状態へと戻るように努力するが、すでに当事者の心身の柔軟性は失われている。むしろ、発症する前の状態へと逆行しようとする努力は、統合失調症に特有の症状を生み出してしまう。

回復時臨界期から寛解期前期へ

この急性精神病状態において患者は治療者と出会い、薬の力も借りながら次のプロセスへと移行していく。この第二の転回点は「(回復時)臨界期」と呼ばれる。中井は、統合失調症からの回復を下山のプロセスになぞらえている。登山をしない人たちは、往路の登頂までのプロセスを困難に感じてしまうが、怪我や遭難に見舞われやすいのはむしろ下山のプロセスである。そして、これまで述べてきたように、発病がこのプロセスにおける「山場」であるならば、患者が医療者に出会うのはつねに頂上においてである。したがって、統合失調症の治療を考えるということは、下山のプロセスを考えることにほかならないのである。

「(回復時)臨界期」は寛解過程の出発点である。先述したように、発症のプロセスにおいては不自然なほどに現れてこなかった身体症状が、「臨界期」に入ると一気に現れはじめる。「いろいろな身体的動揺や、薬物副作用の増強や、悪夢」「時にはほんとうの身体病[20]」もおこる。これは、それまで出力をしないことによって保たれていた平衡状態が崩壊したためである。もっとも手厚い医療的努力がされるのはこの時期であり、通常しばらくして次の「寛解期前期」へと移行する。

寛解過程がはじまってしばらくすると、「繭につつまれた感じ」という特有の感覚が、患者の周囲、あるいは患者と治療者とのあいだに漂うと、中井は指摘している。

> 病者はしばしば「繭につつまれた感じ」というべきものを経験する。それは内的外的事象からの軽度の離隔感、すなわち、それらの事象が遠くで生起している感じ、はっきりと感得できない感じ、水中のできごとのような感じ、あたかも自分が温室の中にいるような感じである。[21]

「寛解期前期」は、臨界期とは対称的に、症状が沈静化する時期である。言語活動の低下、消耗感、集中困難など陰性の症状が前景に立ってくる。この沈静化は、それまでのプロセスにおいて症状を抑え込むことに多大なエネルギーを使い消耗しきっていることを示している。

急性期の眠れない状態から、回復期の初期には眠れるようになる。しかし、この眠りには悪夢がつきまとい、それも「不定形のヘドロのような悪夢」からしだいに具体的な姿をとりはじめ、「怪物などが登場する悪夢」へ、そして「人物が登場する悪夢」へと変わっていくという。後にまた触れるが、中井は睡眠や夢、心身症を「日々分裂病から（おそらく他のもろもろの障害からも）人間を護っている」[22]メカニズムと考えている。

眠れるようになる。そら耳が間遠になる、まわりにおこるふしぎなできごとも、その力が弱まる。自分の考えに振りまわされなくなる[23]

下痢、めまい、頭痛がおこる。目がかすむ。薬の副作用が強まる。悪夢をみる。身体の病気がおこりやすい時期でもある[24]

突然冷めたような感じになる。ものの色彩が深い意味をもってあざやかにうつる。病気のさかんなころのふしぎな現象も生き生きと思い出されるが、それを人に語るゆとりができる。過去のことが鮮やかに思い出される[25]

慢性化の問題

この時期には、患者自身がいわば省エネしながら少しずつエネルギーを蓄えていくのだが、治療者側からすると華々しい症状が見られないために、油断し、患者とのかかわりが希薄化していく危険性もある。中井はこの時期の危険性を「導きの糸の喪失体験」と述べている。これは「急性統合失調症状態およびその寛解過程から慢性化状態への移行に際して、一度、治療関係が行方不明になることである」[26]

また、患者自身にとっても複雑な対人関係が煩わしく感じられる時期であるので、治療者との関係が疎遠になりがちである。しかし、注意して見守っていないと、患者はせっかく蓄積されはじめた「ゆとり」を一気に使い切ってしまったり、内省によって悲観的になり自殺への衝動に駆られたりする。ここから寛解過程から逸れて「慢性精神病状態」という袋小路に陥ることもあり、さらに主治医の交代などが重なると「導きの糸」は永遠に失われることもありうる。

中井はこのような慢性精神病状態からの離脱の様相について「ベース・チェンジ」とい

う気象学の用語で説明している。気象学では、晴天が続くなかで時折雨が降ることもあってもまた晴天にもどるような天候のことを「晴天ベース」、その逆を「雨天ベース」と呼び、この転換を「ベース・チェンジ」と呼ぶそうである。これにならい、中井は「分裂病状態が『地』であって、その上に寛解期に属する諸現象が点在する状態から、逆に寛解期的な現象が『地』となり、消え残る分裂病現象がその上に点在する状態」への転換を「ベース・チェンジ」と呼んでいる。[27]

寛解期後期

次の「寛解期後期」になると少しずつ言語活動も活発になってくる。「ゆとり」をとりもどし、ある程度までは突発的な出来事にも対処できるようになる。

この時期になると、それまで心にとめる余裕のなかったようなことに気持ちが向くようになる。季節の移り変わりを味わえるようになり、身だしなみへの配慮がもどってくる。中井が診察していたある患者はこの時期に「幾年ぶりかに春を感じます」「先生、秋ですね」などと語ったという。しかし、周囲から見るとそれまでの緊張感が抜け、ふぬけたような印象を与えがちでもある。

ここで本人も周囲も、バカになったと考えやすい。これは間違いである。どうやら再調整の期間、健康になるために必要な準備期間らしい。これで叱ったり、はげましたりしてはならない。焦りと不安のもととなるだろう。[28]

そろそろ社会復帰の時期ではないかと、患者自身も周囲の者たちも思いはじめるが、ここで焦ることは禁物である。

ここで不安がつのると、またそら耳が出たり、ふしぎな出来事が出没したりすることがある。睡眠と休養がとくに大事である。ここで働いたり学校に戻ろうとしてはならない。まだまだ外の風を冷たく耐えがたく感じるはずである。[29]

社会で暮らすようになる

寛解してくると、今度は「社会復帰」が問題となる時期になる。『世に棲む患者』というエッセイでは、退院後に患者が社会との接点を見出していくプロセスが書かれている。[30]ここで中井は、患者に就労を無理に押しつけるような支援にたいして、批判的な眼差しを向けている。そもそものような支援は「あせり」「無理」に陥っていた状態への逆戻りを進めることになりかねない。また、そのような支援が成功したかに見えても、せいぜいのところ社会の末端の仕事をあてがうのが精一杯であろう。

現在でもなお（中井の批判にもかかわらず）、精神科医療における自立観は、社会の多数派（マジョリティー）の生き方、価値観を身につけていくことに重点が置かれている。ソーシャル・スキル・トレーニングがひたすら社会適応の訓練としてもちいられ、その延長線上にジョブトレーニングがおこなわれる。

しかし中井は、患者に訓練を強いるのではなく、患者自身から自然に生まれてくる活動に目を向けてみると、思いがけないような仕方で社会とのつながりが回復されていくプロセスが見いだせるという。それを中井は、らせん状の図として描いたり、「オリヅルラン」型のプロセスとして描いたりしている。「オリヅルラン」とは、放射状に伸びた蔓のいくつかから子株が生まれ、そこからふたたび放射状に蔓が伸びていく特徴をもった植物の一種である。

社会とつながるプロセスは、失われたものを取り戻そうと「あせり」に陥ることであってはならない。「ゆとり」のなかで、新たな可能性をふくむ探索的な活動がはじまり、その多くがうまくいかなくても、いくつかの探索活動が次の探索活動の拠点となるというプロセスが連鎖していくことで、患者はおのずから社会のうちに根を張っていく。

また、中井はこのプロセスに医療者があまり深く関与しないことを勧めている。それは、これらの探索活動が患者たちの「世界」(あるいは「宇宙」)の再建にかかわるものであるからである。この「世界」は人から与えられるものであってはならず、患者自身が産み出したものでなければならない。医療者がすべきことは、探索のための基地になることと、あるいは探索の補助的な役割を果たすことである。

注

1 中井久夫（２０１６）「こころ」杉村昌昭ほか編『既成概念をぶち壊せ！』晃洋書房　114－116頁

2 中井久夫・山口直彦（２００１）『看護のための精神医学』医学書院

3 中井久夫（１９７４）「精神分裂病状態からの寛解過程――描画を併用せる精神療法を通してみた縦断的観察」『分裂病の精神病理』第２巻　東京大学出版会　157－214頁

4 中井久夫（１９７４）「分裂病の発症過程とその転動」『分裂病の精神病理』第３巻　東京大学出版会　１―58頁

5 中井久夫（１９７６）「分裂病の慢性化問題と慢性分裂病状態からの離脱可能性」『分裂病の精神病理』第５巻　東京大学出版会　33－66頁

6 中井久夫（１９７６）「分裂病者における「焦慮」と「余裕」」『精神神経学雑誌』第78巻１号　58－65頁

7 石川信義（１９７８）『開かれている病棟―三枚橋病院でのこころみ』星和書店　３頁

8 Conrad,D. (2003) *Die beginnende Schizophrenie — Versuch einer Gestaltanalyse das Wahnsinns.* George Thieme. 山口直彦他訳（１９９４）『分裂病のはじまり』岩崎学術出版社

9 Schaller.G. (1964) *The Year of the Gorilla.* Chicago: University of Chicago Press. 小原秀雄訳（１９６６）『ゴリラの季節――野生ゴリラとの六〇〇日』早川書房

10 Laborit, H. (1952) *Réaction organique à l'agression et choc,* Masson & Cie. 山田與一ほか訳（１９８６）『侵襲に対する生体反応とショック――人工冬眠療法の原理と応用』最新医学社

11 中井（１９７４）「精神分裂病状態からの寛解過程」186頁

12 中井（１９７４）「精神分裂病状態からの寛解過程」175頁

13 中井・山口（２００１）

14 中井久夫（１９９８）『最終講義――分裂病私見』みすず書房　45

15 中井久夫（２０１０）「奇妙な静けさとざわめきとひしめき――臨床的発病に直接先駆する一時期について」『分裂病の精神病理』第８巻　東京大学出版会　261－279頁

16 中井・山口（2001）
17 中井（1974）「精神分裂病状態からの寛解過程」183頁
18 中井・山口（2001）
19 中井・山口（2001）124頁
20 中井（1998）14頁
21 中井（1974）「精神分裂病状態からの寛解過程」203頁
22 中井（1998）21頁
23 中井・山口（2001）125頁
24 中井・山口（2001）125頁
25 中井・山口（2001）125頁
26 中井（1976）「分裂病の慢性化問題と慢性分裂病状態からの離脱可能性」
27 中井（1998）69頁
28 中井・山口（2001）126頁
29 中井・山口（2001）126頁
30 中井久夫（2011）「世に棲む患者」『世に棲む患者』ちくま文庫

第三章　中井久夫の治療観

『精神科治療の覚書』

「寛解過程論」の初出は一九七四年であるが、それは八年前からの集中的な臨床的観察と研ぎ澄まされた直観によって編み出された理論であった。それからの十年間、臨床経験のなかで理論を彫琢していき、豊かな治療論として展開したのが『精神科治療の覚書』[1]（以下『覚書』）である。

一九八二年に出版されたこの著作は、もともと「からだの科学」に連載された文章をまとめたものであるが、三十年以上も経た現在もなお読み継がれている。このことは逆にいえば、統合失調症にかんしてこの著作を超える治療論が現在もほとんど見あたらないことを意味している。おそらく、一般の人々が中井の「寛解過程論」の思想に触れることになったのも、この著作を通してであったと思われる。

この著作は、精神科医療にかかわる人々に広く読まれることを意識して、平易な文章で書かれており、難しい専門知識をもちあわせていなくても読むことができる。そして、そこで展開されている治療論も、常識的な感性をもつ人であれば、誰もが頷くことができるもので、奇をてらったものではない。にもかかわらず、この著作は現在においても斬新でありつづけている。

本章では、この『覚書』を主な手がかりに中井の治療論に分け入っていき、この特長を明らかにしたい。

中井久夫の生命観

治療論に入っていく前に、中井の生命観について触れておく必要がある。ただし、このテーマについては後の章でくわしく取り上げるので、ここでは簡略に押さえるにとどめる。

中井の生命観を比喩的に述べるなら「さまざまなリズムをもつ旋律が絡みあいながら奏

でる音楽」として示すことができる。ただし、音楽のジャンルはさまざまで、指揮者を必要とする交響曲もあれば、ジャズのようにおのおの奏者が他の奏者とのかねあいを図りながら結果的に全体が調和する音楽もある。端的に言えば、中井の治療観は後者のジャズの音楽観に近い。つまり治療者は、患者の治療をオーケストラの指揮者のように「指揮」するのではなく、ジャズ演奏者のひとりとして、患者も含む多くの演奏者たちと呼吸やリズムを合わせながら、共同で調和をつくりだす存在である。

筆者がここで音楽を例に挙げたのは、中井の治療論を見ていくにあたり、個人精神や社会も含めた世界全体を「音楽として見る」観点がどうしても必要になるからである。

リズムの思想

中井は『覚書』の中で、「リズム」「テンポ」「タイミング」「調律」といった音楽に関係する言葉を多用している。章のタイトルに掲げられているものだけでも、「身体のリズムと睡眠のリズム」「回復のリズムと治療のリズム」「治療のテンポと律速過程」が挙げられる[2]。ここからうかがわれるのは、中井が精神的な現象を音楽的プロセスと捉えていることである。

中井は人間の生命を複雑な流れと捉えており、その複雑さは単純な流れの組みあわせに由来すると考えている。それを端的に示しているのが、『覚書』の第三章の冒頭で引用されているサイバネティクスの創始者であるウィーナーの文章である。

波はあるときにうねって泡のまだらをのせ、またあるときにはほとんど目に見えぬさざ波となる。ときどき波の波長はインチで測る程度のものになったかと思うと、また幾ヤードにも高まるのであった（略）いったいどういう言葉を使ったら、手に負えない複雑さにおちいらずに、これらのはっきり目に見える事実を描きだすことができるのだろうか。[3]

この文章が示唆的であるのは、波が基本的には単純な波長からなっているにもかかわらず、複数の単純な波長が組み合わさると、驚くほどの複雑さが生まれてくる点にある。これにつづいて中井は、「人間の心身は、おそらくチャールズ河よりもさらに複雑であろう。外からも内からもリズムや乱流が発生し合う」[4]と述べている。そして、人間の場合「心理的リズムがこれ（生理的リズム）に加わり、さらに社会的リズムが巨大な力を行使する」[5]ために複雑さが極まるという。

この複雑に絡みあうリズムは、通常は互いに干渉しあいながら、ある程度の範囲で収まっている。そして、ときおり激しい波をつくったとしても、流れ自体が大きく変わるようなことはおこらない。「きびしい条件の平衡状態がたえず〝その都度〟取り戻される」[6]のである。

なんらかの要因でこのリズムが平衡を失い、氾濫の危機にさらされることもあるだろうが、堤防などを築いて氾濫を防ぐことができれば、それは神経症レベルの症状でおさまる。

リズムの混乱と発症

しかし、めったにない条件が重なった時、途方もなく大きな波や渦が立ちあらわれ、堤防を決壊させてしまうようなことがおこる。統合失調症とはそのような事態なのである。中井は別のところで、船さえも沈めてしまうような合成波を例にして、統合失調症の発症について述べている。[7]

したがって、統合失調症の原因はドーパミンの代謝などの単一の原因に帰されるべきものではない。そもそも「すべての疾患の中で「単一原因」によるものは、あってもごくすくない」[8]。生命がある程度のリズムの変動に対処できるように、つねに多数のシステムが協調しあうことによって、安全弁としての自動制御システムが働いている。しかし、不幸にもリズムが複合することによって想定外の巨大な波が生まれ、安全装置が「突破」されてしまうことがある。前章で述べたように、これが「発病時臨界期」において「ポテンシャルの壁」が突破される事態である。

中井は、安全制御システムが突破されることによって、生命が「暴走」しはじめることを、原子炉の臨界状態にたとえている。通常、この臨界状態は複数の安全装置によって未然に防がれており、大きな不調がおこったとしても、一度システムをダウン（休息）させることによって通常の状態への復帰を図ることができる。発熱や体調の不良などは、システムの不調のサインであるとともに、システムを制御する内的装置が正常に作動した証拠でもある。

また中井は、別のところでは「航空機事故」にも喩えている。航空機の安全管理システムは迷路のように複雑にできており、万全に対策が練られているように見える。しかし、ある偶然が重なると、その解けてはならない迷路が解けてしまうことがある。それが航空機事故だというのである。

回復のリズムとタイミング

発病過程においては、妄想や幻聴などといった特異的な症状の発生が目をひく。それにたいして回復過程は、目立たない非特異的なプロセスの集まりである。[9] そこでは「睡眠がよくとれるようになる」とか「便秘が解消する」などといった、日常的で「正常」な出来事が積み重なっていく。このような当たり前の出来事については患者も多くは語らないため、治療者もこのプロセスを見逃しがちである。

発症過程とちがって、回復過程は生命保護的な順当性があるようだった。たとえば、覚醒時よりも睡眠が、昼間の思考よりも夢が先に再健康化を始め、生理的なリズムやパターンの方が心理的なものよりも先に整い始めるように思われた。[10]

とくに、中井が精神科医になった当時は、このプロセスはまったく無視されていた。その背景として、当時の精神医学、精神病理学が統合失調症の「特異的な症状」に目を奪われており、また発症過程に関心が集中していたことが挙げられる。中井はウィルス研究で培った観察と記録の方法を精神医学に導入する。

頭をひねった私は、分裂病特異的と考えられていた症状とそうでない症状とを区別したり分類したりせずに、起こった順を事象を縦軸に、時間を横軸にしてグラフ用紙に書き込みました。[11]

こうすると、まず、症状のシークェンスがわかるのです。それから、ずっと続く持続症状と、別の症状と入れ替わる交代症状と、同時に起こる同期症状と、移行症状といいますが次々にバトンタッチして入れ代わってゆく症状と、パラパラと発生する散発症状とを区別することができます。周期性を見ることができます。[12]

そして中井は、患者が突然に身体的苦痛を訴え、翌日にはけろりと治ってしまうという現象に注意を向ける。多くの場合、これらの訴えは「心気的なもの」と片付けられる。しかし中井は、ここには統合失調症の回復プロセスの本質的事柄があると述べる。

（突発的な訴えを）グラフに描いてみると、現像液の中にひたしている写真のように、次第に浮かび上がってくるパターンは、さまざまな過程の、かなり突発的な交代であった。日の単位で幻聴と発熱が交代したこともあり、ある日からある日まで吃音がつづき、高血圧と交代したこともあった。[13]

また別の例として、回復過程において出現する円形脱毛症が挙げられている。通常の円形脱毛症であれば、相当の期間をかけて治療しなければならない。しかし、回復過程で見られる円形脱毛症の場合、ストレス状況によって進退はあるものの、多くは治療に時間もかからず、自然に治癒していくのだという。

中井は、これらの突発的な症状の出現と、そこから他の症状へと交代していくプロセスを、身体のリズムが元に戻り始めていることの兆候として解釈する。ストレスにたいして、発熱したり、脱毛が起きたりすることはむしろ自然な反応であるが、発症時にはその自然な反応ができなかった。しかし回復過程においては、ややぎこちない形で反応できるようになり、やがて自然に反応できるようになっていく。

結局、回復過程に出没する現象には、サリヴァンが「精神の健康をめざす生得的な力」と呼んだもの、平たく言えば自然治癒力の芽が秘められているのではないか、と考えてみるようになったのである。[14]

治療者は、このプロセスをあせらず寛いだ調子で見守っていかなければならない。それが患者のうちに「繭につつまれた感じ」をつくりだしていき、この繭のなかで、患者はゆっくりと身体のリズムを回復していくようになる。つまり、この感覚は、治療者と患者との関係のなかで安心感が生まれたことの兆しとみなされる。神戸大で中井の教え子の梅末[15]は、中井がある患者を診察したときに「繭につつまれた感じ」を実際に感じとったといい、「それは、単に分裂病者の特徴であるのみならず、その時の中井の雰囲気のようであった」と述べている。

タイミングをはかること

患者の自然治癒力を活性化させるためには「シュヴィング的面接」が有効である。「シュヴィング的面接」とは、患者のそばにそっと座ることから開始する方法である。中井の場合、そばに座るだけでなく、同時に患者の脈をとることもしばしばあったようである。治療者が患者の脈に注意力を傾け、患者の脈に治療者の脈がシンクロしていくことにも重要な意味がある。

沈黙する患者のそばで治療者は一方では患者の目に見えないリズムの波長に合わせつつ他方では自分の持っている（そう豊かではない）余裕感が患者に伝わるのをかすかに期待しようとする。[16]

例として、中井はある患者との体験を語っている。中井は、沈黙する患者のそばにそっと座り「シュヴィング的面接」を何回か繰り返した。するとその患者ははじめて口をひらき「今日は空が青いですね」とつぶやいたという。中井は、「それは、私の中で〝転移性〟の焦りが雪どけのように消えてゆく瞬間であった」[17]と回想している。そして、その後、中井とその患者が川辺の堤防を散歩している時に、患者は「こういう空の――といったか陽の、といったか――下にいるとふだんの悩みがウソのように思われます」と語り、中井は「この患者との十年に近いつき合いの中でもほんとうに特権的な瞬間だった」と感じたという。

しかし、堤防をおりてまもなく通り過ぎたオートバイを見て、その患者は不穏な状態に陥ってしまう。それまでシンクロしていた二人のリズムがずれたのである。このときの体験について、中井は自戒を込めて次のように書いている。

結局、この時の私は、患者より一瞬早くくつろぎすぎたのであろう。もう少し、私はほっとするのを遅らせた方がよかったのだろう。後からの知恵であるが――。[19]

中井の描き出す治療のプロセスは、いわば患者と治療者でつくりあげていく音楽のセッションのようなものである。それは緊張感に満ちたセッションであるが、ゆとりとやわらかさを失ってはいない。正解はないが失敗はある。患者のあせりがリズムを狂わせていくことはすでに述べたが、治療者の奏でる旋律とリズムがどのように患者に伝わっていくのかもまた重要なのである。ここで治療者はゆとりを失ってはならず、同時に、症状が「何かを示唆し警告する兆候[20]」であるという側面にも敏感であることが求められる。

別の箇所では、「結核」を例に、回復におけるリズムとタイミングの重要性が指摘されている。

(結核患者の場合)回復のリズムを巧みにとらえ、いわばその波長に生活を波長合わせできた人がもっとも治癒したに違いない。[21]

(結核患者の場合)落ちついて待ち、タイミングをはかって次第に積極的な生き方に出て行った人がいちばん良い治り方をした。[22]

身体のリズムにも、回復の早いものもあれば、比較的にゆっくりと回復するものもある。患者も治療者も回復の早いプロセスに注目し、よくなってきたと思い込みがちであるが、ここで「あせる」ことは禁物である。「回復過程の中には加速できない過程、加速してはならない過程もある」[23]からである。そのような複合的なプロセスにおいては「進行速度は、いちばん遅い素過程によって決まる」[24]と考えるほうがよい。これを中井は「律速過程」という。

しばしば、患者の「あせり」に治療者が調律してしまい（その逆もある）、回復のもっとも早いところにリズムを合わせようとすることがある。しかし、「あせり」に突き動かされるということは、せっかく回復しはじめた「ゆとり」が失われていくことである。これは患者と家族との関係でも同じで、家族が患者に呼吸を合わせるなど、患者の身体のリズムに周囲の者が共鳴していくことの重要性を中井は随所で指摘している。

「気象学」の比喩

これまで見たとおり、中井は、生命をさまざまなリズムが絡みあった「流れ」のようなものとして捉えている。この「流れ」は、別のところでは気象学のモデルで語られ、そこでも先出のウィーナーが引用されている。

ちなみにサイバネティックスの創始者ウィーナーは科学を分けて、枚挙しうる孤立した物体の相互作用を扱う天文学型の科学と、そのような「実体」を欠きトポロジー的概念が主役を演じる気象学型の科学としている。[25]

「精神」とは、まさに実体を欠くトポロジー的概念である。中井が気象学のモデルで精神医学を語ろうとするのは、気象を決定するパラメータを把握して予想することは不可能であるにせよ、気象に影響を及ぼすパラメータのいくつかは経験的に把握することができるからである。哲学者の浅田彰との対談において中井は次のように語っている。

医学は気象学に似ていますよ。枚挙できない多数のパラメーターが単純な——晴天か、雨が降っているか、曇天かの——少ない状況を実現するということがね。第二は、非常に薄い空気の中で絶妙なホメオスタシスが成り立って四季の循環が起こっている。地球の離れた場所でたまたま同じ周期の現象があるように、人間の中にもやたらに時計があって、微妙な周期のかみ合わせで時に大きな合成波が起こったりして、つまらん失敗をしたりする。そういう点でも気象と似ていますな。[26]

ここから、中井は精神科の治療について「少なくとも私は、パラメトリックな治療だ、と答えたい」[27]と述べている。ここで中井が「パラメトリック（パラメータ的）」というのは、複数のパラメータ（変数）が相互に関連しあうことで、システム全体が完全には予測することが不可能な、複雑な振る舞いを示すことを指す。余談だが、そのような複雑に振る舞うシステムを扱うカオス理論が、気象学の分野を源流のひとつにしていることは興味深い。かつてのサイバネティクス理論の単純なフィードバック・モデルをさらに複雑なモデルへと発展させたカオス理論（とそれに依拠する「複雑系」科学）もまた、自己生成的《オートポイエティック》システムを理解するためにカギとなる科学とみなされ、精神医学にも影響を与えているからである。

これらのパラメーターは可視的とは限らない。患者の背にかかっている目に見えない荷物が見えてくるようになる必要がある。これがみえてくると、患者に無理を強いることは少なくなり、また、おろせる荷からおろすように考えていくことができるようになる。それがパラメーター的治療の考え方である。[28]

先に、慢性精神病状態からの離脱過程にみられる「ベース・チェンジ」について触れた。ここで中井が気象学の用語で語っているのは、天候がさまざまな流体的な力学の結果であるように、統合失調症においてもさまざまな流体的な力学が作用しており、その結果としてさまざまな症状が生み出されていることを示すためである。

ただし、気象を左右するパラメータを人為的に操作することは不可能であるが、統合失調症の場合には、パラメータのいくつかを操作できれば現れてくる症状やその後のプロセスを変化させることが可能になることもある。

「流れ」と「堰き止め」

「流れ」と「堰き止め」も重要なキーワードである。統合失調症のプロセスがはじまると、元の状態に戻ろうとしたり、対症療法的に症状を堰き止めようとしたりする。しかし、統合失調症の場合、プロセスの初期においてはむしろ症状が現れないことのほうが問題であった。したがって治療においては、現れた症状を押さえ込もうとするのではなく、それを変化していくように支援していくことが重要なのである。中井は次のように述べている。

私は、慢性の病像は、それぞれの段階が次の寛解に向かう過程を阻止され、同じ状態が反復する結果生じるものと考えた。[29]

このような「阻止」あるいは「堰き止める」という発想は、精神科医療において深く根を張っている。つまり症状を出させないこと、問題行動をさせないことが治療の目標となってしまいがちである。

『覚書』の最初の章で中井は、精神科病院をダムにたとえ、古参の患者が堆積物のように沈殿していき、病院がダムとして機能しなくなることを指摘している。これは、病院という装置がダムのように患者を「堰き止め」ることへの批判である。とはいっても、中井は精神科病院への入院の必要性を認めていないわけではない。症状によってはもちろん入院治療することの有効性を認めているが、それが「堰き止め」になってはいけないと述べているのである。

「睡眠」と「夢」

治療論の最後に、リズムとしての「睡眠」についても触れておかなければならない。中井は「睡眠」のリズムの障害が統合失調症に少なからず関係していると考えている。「睡眠」は、看護にも治療にも必要な「有能で老練な助手」であり、免疫力をはじめ、病への抵抗力を向上させてくれる。[30] 統合失調法の発症過程においては、この睡眠のリズムが狂い、その質が低下し、しまいには眠ることさえできなくなってしまう。あるいは、眠らなくても済むという事態に陥ってしまう。

睡眠は、ちょうど「昼間に主人が散らかしたものを夜中に忍びこんで、そっと片づけてゆく童話の小人たち」[31]のように、昼間の生々しい記憶を加工して、体験からある程度の距離を取れるようにしてくれる。しかし、統合失調症の場合、この睡眠による加工がうまくなされていないのか、突然昔のことを現在のことかのように生々しく語ったりする。

通常、私たちは、多少腹の立つことや傷つけられることがあっても、一晩ゆっくり眠ることができれば、翌朝にはそこから生々しさが消え、いくぶん冷静さを取り戻すことができる。もし、そのような睡眠による加工がなされないままであれば、つねに傷ついた体験にえぐられつづけることになる。
したがって、睡眠のリズムが回復することは、寛解過程においてはきわめて重要な意味をもつ。

発病過程とちがって、回復過程は生命保護的な順応性があるようだった。たとえば、覚醒時よりも睡眠が、昼間の思考よりも夢が先に再健康化を始め、生理的なリズムやパターンの方が心理的なものよりも先に整い始めるように思われた。[32]

中井は、妄想や幻聴においては繰り返しが特徴的であるが、夢がそれほどの繰り返しを示すことはまれであるという。また、統合失調症では妄想をもたない患者に繰り返しの夢をみる場合が多いという。おそらくは、ここにも睡眠による加工のプロセスが関係しているのであろう。反対に回復のプロセスにおいては、妄想や幻聴が後退していき、代わって悪夢が、そしてしだいに普通の夢になり、睡眠のリズムが整っていく。中井は、このプロセスでの夢を「再建夢系列」と呼んでいる。

たとえば、「一面の枯野のなかを、どこかに草の目がないかをさがしている」夢にはじまり、「丘を切り開いて田圃をつくっている夢」につづき、迂余曲折を経て「みのった水田。あざやかなみのりの色となった水田」さらに「清冽な泉が湧いていて、それを各戸にくばるべく水路を引いている」に至る一連の夢[33]。

このようなプロセスについて中井は、妄想や幻聴が夢に帰っていくようであると述べ、また、カイロス的な時間（人間的な時間）は夢から始まるようであるとも述べている。つまり、私たちが受容しきれない負荷が、身体で受け止められた場合には身体症状となり、受け止められないまま蓄積されれば幻聴や妄想となる。しかし、睡眠中にその負荷が加工されていけば、悪夢からやがて正常な夢となり、回復に向かっていくことになる。

自己の生成プロセス

これまで見てきたことから、中井の治療的働きかけにおいては、あらかじめのプランが存在するわけではなく、その時の患者のリズムに合わせて対応していることが浮かび上がってくる。中井はしばしば「実験」という言葉をもちいているが、それは治療の場面ではあらゆる患者につねにあてはまる方法はなく、患者と治療者のあいだでその都度あらたな探索的行動をとることが重要だということを意味している。

冒頭で、中井の治療論をジャズのセッションになぞらえたが、それは奏者同士が互いの奏でる旋律やリズムを感じながら、それぞれが新たに音を奏でなおし、それが絡みあいながら曲になっていくというプロセスを表現したかったからである。そこでは、奏者同士は自由に音を出すことができるが、無秩序であるわけでもない。これまで奏でられた旋律にある程度まで縛られながらも、好きなように音を出し、その音がまた奏者らをゆるやかに縛る……という繰り返しのなかで、甘美な調べや、うねりのあるグルーブが生まれてくるのである。

言い方を換えると、これは自己言及しながら、自己組織化を進めていくプロセスであるということができる。中井にとって、治療とはそのようなプロセスなのである。患者のリズムを感じ、それを生かしながら働きかけていき、だんだんとまとまりのある生命感のあるリズムへと変化させていく。同時に、このセッションのなかで、まとまりにそぐわない旋律やリズムは、五章で述べるように「非自己」として分離され夢へと帰っていくのである。

心身二元論を超えて

中井は、生命をさまざまな「流れ」が絡みあったりほつれたりしていくプロセスとして捉えている。[34] そこには内部も外部もない。そこで身体はさまざまな「流れ」が交錯する開かれた場であり、閉じた統一体ではない。

身体においては「脈」「睡眠」「呼吸」などのさまざまな生理学的なリズムが交錯している。そして、それらのリズムは外界の生命や事物と共鳴し、身体で変換されて新しいリズムとなり、外界へ出力される。このようなプロセスで、出力ができなくなり、入力されたリズムが身体内で悪循環してしまうのが統合失調症といえるであろう。

この視点に立つと、「こころ」と「身体」の出来事のあいだに本質的な区別はなくなる。身体はさまざまなリズムを媒介する通り道のようなものであり、そのようなリズムが組み合わさって具体的な形になったものが行動であり、「こころ」とはこのプロセスの総体である。中井において、「こころ」と「身体」あるいは「社会」、「世界」は対立するものでも異質なものでもない。というのも、それらは生命的プロセスの観点、つまりここで述べた音楽的観点に立つとき、本質的には混じりあうもの、あるいは共鳴しあうリズムとみなされるからである。

注

1 中井久夫（1982）『精神科治療の覚書』日本評論社
2 中井が「リズム」を重視していることについての論及は意外なほどに少ないが、村上靖彦の指摘は本章と重なる部分もある。村上靖彦（2017）「ポリリズムとしての人間、メタリズムとしての治療者」『文藝別冊　中井久夫』河出書房新社 169－173頁
3 中井（1982）40頁。なお、中井は「池原訳」としているが、この本の翻訳者は鎮目恭夫である。
4 中井（1982）41頁
5 中井（1982）41頁
6 中井（1982）40頁
7 中井久夫（1998）『最終講義――分裂病私見』みすず書房　21頁
8 中井（1982）99頁
9 中井（1982）93頁
10 中井（1982）93頁
11 中井久夫（1998）14頁

12　中井（１９９８）15－16頁
13　中井久夫（１９８２）94頁
14　中井（１９８２）97頁
15　梅末正裕（２００４）「「方法的展開」――寛解過程論の基底にあるもの」『こころの臨床 à la carte』第23巻２号　146頁
16　中井（１９８２）136頁
17　中井（１９８２）138頁
18　中井（１９８２）138頁
19　中井（１９８２）138頁
20　中井（１９８２）102頁
21　中井（１９８２）44頁
22　中井（１９８２）45頁
23　中井（１９８２）44頁
24　中井（１９８２）183頁
25　中井（１９８２）100頁
26　浅田彰・中井久夫（２０１７）「幻のアレキサンドリアへ――昭和天皇の死と精神の気象学」『文藝別冊　中井久夫』156頁（初出『朝日ジャーナル』１９８９年４月７日号）
27　中井（１９８２）100頁
28　中井（１９８２）101頁
29　中井（１９８２）47頁
30　中井久夫・山口直彦（２００１）『看護のための精神医学』医学書院　34頁
31　中井・山口（２００１）34頁
32　中井（１９８２）93頁

33　中井久夫（１９８４）「精神分裂病状態からの寛解過程――描画を併用した精神療法をとおしてみた縦断的監察」『中井久夫著作集』第一巻「分裂病」167頁

34　第六章で議論を先取りすることになるが、川の流れにたとえると、強弱を持つ川の流れを微分的に捉えるとベクトルとしての「流れ」となり、積分的に捉えると岩に残された流紋となるであろう。川の流れは「予感―徴候」に、その痕跡は「余韻―索引」に対応するといえる。

第四章　結核とウィルス学

「寛解過程論」を理解するうえで、第二章であげた三冊はたしかに重要な要素ではあるが、中井の思想がこれらによって形成されたと考えるのは早計であろう。むしろ、中井の医師としての思想は精神科医に転身する以前に固まっていたと見るべきである。

中井の「寛解過程論」には、精神科医に転身する前のウィルス研究の経験や、さらに自身の結核体験が随所に透けて見える。本章では、ウィルス学との関係から中井の思想を読み解いていく。

ウィルス研究の経験

中井の医学研究のキャリアが、ウィルス研究から始まったことはよく知られている。しかし、後年の精神医学者としての中井しか知らない者にとって、これは「かなり意外な選択」[1]と受け取られるようだ。中井自身は、ウィルス研究に携わるようになった経緯について、就職先を迷っているところにクラブの先輩から京都大学ウイルス研究所の助手のポストを紹介され、生活のことも考えて就職したと、述べている。しかし、同時に以下のような要因もあった。

ちょうどポリオの流行があって（略）日本には本当のポリオ研究者はただ一人、それも陽の当らない場所にいただけであった。（略）もうひとつは、小学校時代の科学少年が急に目を覚ましたということである。（略）私の中の科学少年を刺激したのは、ちょうど発刊された『ジャーナル・オヴ・モレキュラー・バイオロジー』一巻一号に掲載された、T偶数番バクテリオファージとタバコ・モザイク・ウィルスの陰性染色による詳細・鮮明な電子顕微鏡写真でなかったかと思う。[2]

当時、ウィルス学は最先端の生命科学であった。医学のフロンティアは細菌学からウィルス学へ移行しており、とりわけ「バクテリオファージ」に注目が集まっていた。実際にそれは単体のＤＮＡそのものといってもよい構造をもっていたからである。

当時の中井が在籍した京都大学ウイルス研究所は、現在はＩＰＳ細胞の研究などで有名な京都大学再生医科学研究所と統合され、ウイルス・再生医科学研究所となっている。この時期の中井は、ウイルス研究所に所属しながら、東京大学の伝染病研究所に派遣されるなど、複雑な立場に置かれていた。つまり、これらの研究所は当時の日本の先端医療を開拓していくうえで重要な拠点であり、中井はその一端を担っていたのである。中井は当時のウイルス研究所の様子について、ノーベル賞受賞で活気づいていた湯川秀樹門下の研究生なども在籍していたと述べており、日本の最高の知性が結集していたことがうかがえる。

後年になって、中井自身、ウィルス研究には向いていなかったと述べているが、真偽はわからない。日本脳炎のワクチンの開発に携わり一定の研究成果を挙げるなど、ウィルス研究においても中井は着実に業績を積み上げており、順当にいけばその道でも成功していたであろうことは想像に難くない。ただ、ウィルス研究の道から手を引かざるをえなくなった経緯は複雑である。中井の著作では、直接的には先述したペンネームによる執筆活動が問題視されたこと、フッサールの現象学に親しんでいたことについてマルクス主義者であった研究主宰者から「自己反省」を迫られたことが書かれている。「Y夫人のこと」というエッセイには、中井がウィルス研究と決別した夜のことが書かれている。[3] Y夫人は、中井の下宿先にいた韓国人の老夫人で、日本統治を拒否して上海に亡命し、朝鮮戦争の折にはソウルの地下室に一年潜伏したという過去をもっていた。その下宿に暮らしていた中井に、ある時、研究主催者である教授から「自己反省」をもとめる電話がかかってきた。中井は、Y夫人の前では理不尽に屈することはできないと、激しいやり取りをつづけたという。

夫人の背の床の間には三・一事件の二十一烈士の独立宣言の軸が掛けられていた。私はそれを見つめながら応酬を続け、ついに受話器をつと置いた。一時間にも、それ以上にも長く感じたが、実際はどうだったのであろう。いずれにせよ、ウィルス学との縁は終わりである。初冬の寒い夜であった。[4]

この夜をもって、中井はウィルス研究から離れることになったが、ウィルス研究で得た経験は、精神科医に転身した後、「寛解過程論」を構想するさいに大きく役立つことになる。

表面的なところで言えば、中井による統合失調症の臨床研究において当初からもちいられた、あらゆる変数の同期のプロセスを検討するという方法は、ウィルス研究においては常識であった。中井は他の精神医学者とくらべて、身体疾患と精神疾患のあいだに本質的な境界を感じておらず、脈拍、便通、舌苔の状態、家族の出来事など、患者をめぐるパラメータをできるだけ詳細に記録した。このようなアプローチは、統合失調症がさまざまな身体的・精神的・環境的要因の不協和音であり、その表現形態によってさまざまな症状を生み出すという考えに結びついていった。

精神科医になってからの私は、まず、当時つかみどころがないといわれがちであった統合失調症を、もっと詳しく観察して、これに「目鼻をつけ」ようとした。これについては、アショッフによる結核の病理発生とラボリによる外科手術後侵襲反応とをさし当たりのモデルとした。実態をはっきり見たいと思ったことは、ウイルスの陰性染色電子顕微鏡写真に感動するのと、私の精神の同じ部分であろう。また言葉でなく絵画や非特異的な身体変化を重視したのは、陰性染色に当たるのではないか。……そして、これらの因子を、グラフで時間的に展開したのは、ウイルス感染を時間軸に展開したのと同じ手法である。さらに、病気と人間、患者と治療者あるいは環境との相互作用を見ていくという姿勢は、ウイルスとレセプターとの相互作用をさまざまな条件の組み合わせでみてゆくことに似ている。[5]

中井がウィルス研究の経験と精神科医としての経験を重ね合わせている文章は少ないが、彼の精神医学の根底にはウィルス学者としての経験が横たわっていたことは疑いようもない。右の文章につづいて中井は「こうみてくると、以後の私の精神科医としての営みは、ウイルス学の第四級の研究者であり（略）この二十代後半のやり直しであるような気がしてくる」[6]とさえ述べている。

しかし、中井がウィルス学の研究から精神医学に引き継いだのは、観察方法だけではない。それは、もっと根底的な生命についての見方であるといってよいであろう。中井はウィルス研時代の一九六四年に医学史研究会主催のシンポジウムにおいて、細菌学をモデルとする近代医学についての発表をしているが、そこには後の「寛解過程論」の萌芽が確認される。この発表で中井は、病気の原因を外部から侵入する「細菌」にのみ還元し、その駆除のみを治療原則とする「細菌学的医学」のあり方に疑問を投げかける。細菌に感染したとしても病気を発症するかどうかは、その環境にも依存するところが大きく、また自己治癒力によってかかりにくくなったり治ったりする要因も射程に入れなければならない。つまり、細菌やウィルスとその宿主たる生体の内部での相互作用のメカニズムが問われなければならないというのである。

中井自身は細菌学的医学の今後の方向性を示唆しつつも、この発表から二年後の、一九六六年にはこの分野から退き、精神科医へと転身することになる。しかし、細菌学的医学についての思索は、その後の数々の業績の核となっている。そして病気の社会的要因と自己治癒力を重視する姿勢は、そのまま寛解過程論へと引き継がれていく。

結核治療の歴史

中井のウィルス研究と統合失調症論を橋渡しするものとして、彼自身が体験した「結核」も挙げなければならないであろう。

一九五〇年代の結核をめぐる状況と、その十年後の一九六〇年代の統合失調症をめぐる医療状況には多くの共通点がある。結核の場合、原因が細菌であるという点は統合失調症とは異なるが、病態については社会的・環境的要因の関与も大きく、また長い間治療法が確立されず、その回復過程で自己治癒力に依存する部分が多かったという点は、両者に共通する。社会的にスティグマを付される点も共通しており、かつての京都大学病院においては結核病棟と精神科病棟、癩病の病棟が同じ敷地内にあったという事実からも、これらの病気の社会的な位置づけが近かったことがうかがわれる。

　ここで少し回り道になるが、結核治療の歴史に触れておくことにする。[7]

　一八八二年にコッホが「結核菌」を発見するまで、結核は不治の病であるという認識が一般的で、遺伝病とみなす国も多かった。そのため、感染を予防するという発想も希薄であった。コッホの発見によって、結核がウィルス感染によって広がることが明らかになってからは、患者の家族は感染を予防するために患者を土蔵などに隔離し、周囲にその存在をひた隠しにするようになっていった。効果的な治療法が発見されるまでの半世紀以上のあいだ、結核は隔離と安静を中心とした療養によって治す病気と考えられていた。

　これは戦前の統合失調症者が「私宅監置」の名目で、土蔵や座敷牢に隔離されていたのとよく似ている。一方、結核患者の側も、診断を告げられることを「最終宣告」として受

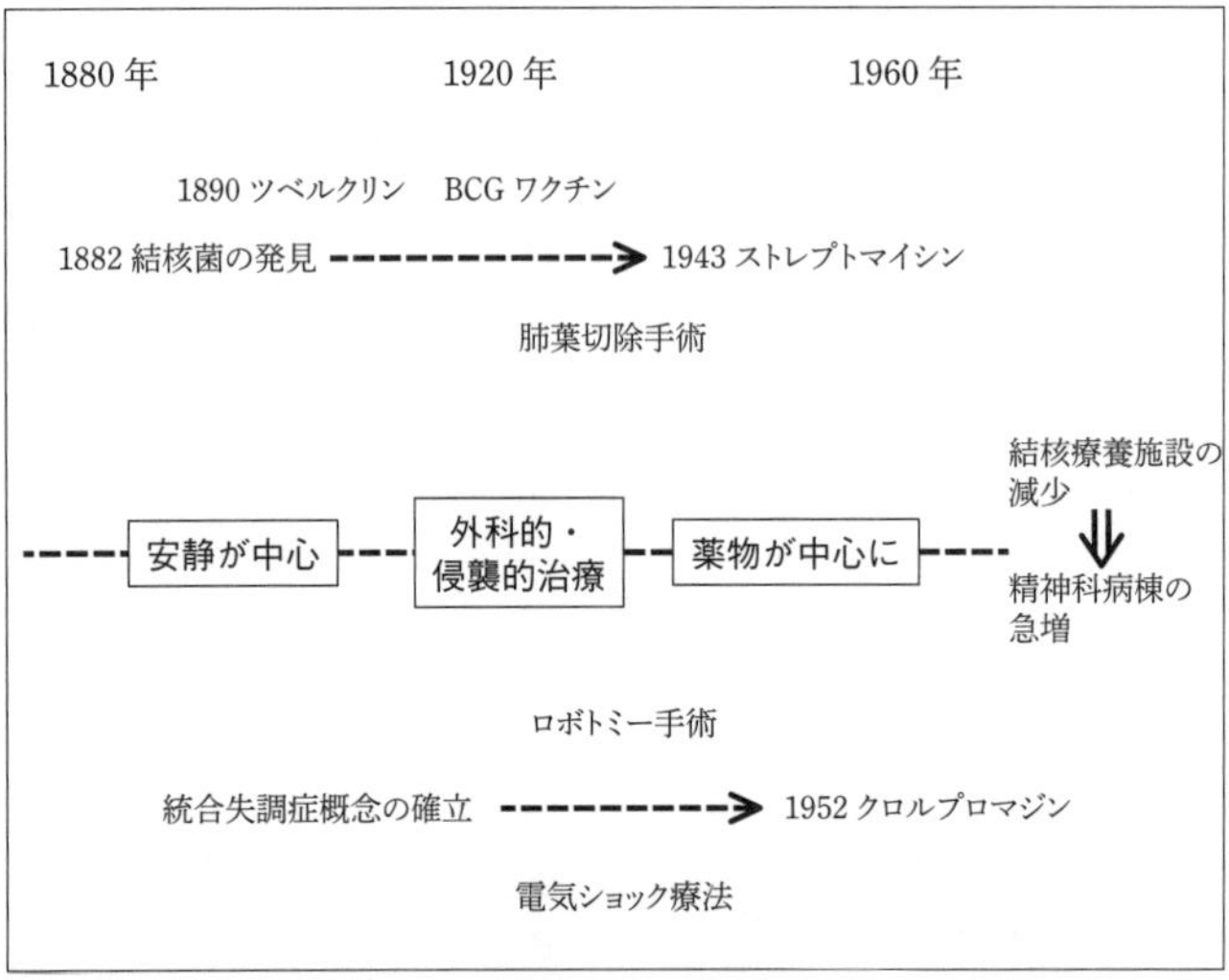

結核治療の変化（上段）と統合失調症治療の変化（下段）

け止め、社会的生命がそこで終わったと感じる点なども、統合失調症者の体験となっている。

結核については、一九四三年にストレプトマイシンが合成されるまで、結核菌に直接的な効果を示す治療法は存在していなかった。中井が結核に罹患した当時は、ストレプトマイシンの開発によって「不治の病」という印象は薄れていたが、それでもまだストレプトマイシンによる治療は高価であったうえに、治療効果は不安定であった。当時の中井は同じく結核を患って学業の本分から戦線離脱した学生たちと交友を深めていったが、彼らのなかには命を落とすものも少なくなかったようである。

さて、上記のような結核をめぐる医療的対応の経緯は、驚くほど統合失調症のたどった経緯と似ている。全体に、統合失調症は結核のたどった道を十年遅れてたどっていると言えよう。統合失調症もまた、十九世紀末においては「不治の病」とみなされ、基本的に自己回復力に期待して療養に徹するしか方法がなかったが、一九二〇年以降になると、病気の原因と考えられる部位に介入していく「外科的治療」がおこなわれるようになった。結核においては肺葉切除がおこなわれたように、統合失調症においては電気ショック療法やロボトミー手術などがおこなわれるようになった。しかしその後、より身体に負担の少ない薬物療法が発展すると、それらの外科的な方法は退潮していき、症例自体も軽症化していくという点も共通している。

さらに注目すべきことは、結核の収束とともに、それまでの結核療養施設が、国策によって精神科病院へと転換されていったことである。[8] また、先述したように京都大学の精神科病棟は、結核療養施設や皮膚科の入院施設と同じ敷地内にあった。皮膚科の入院施設というのは端的にはハンセン氏病（かつての「癩病」）の治療施設であり、これらの感染症と精神病は同じカテゴリーであつかわれていたことがわかる。中井の統合失調症の患者にたいする姿勢のうちには特別の親近感が感じられるが、それは彼が患った結核の社会的な位置づけが、本質的に統合失調症のそれと同じだからであろう。

薬物療法は統合失調症においても画期的な治療手段となったが、ただし結核やハンセン病のように根本的な治療方法にはならなかった。統合失調症は薬物療法によっても完治することはないのである。それは「結核菌」のような原因が特定されていないこともあるが、かつて反精神医学が指摘していたように、社会的な要因が大きいことにも関係している。

結核の体験

中井は京都大学に入学した一九五二年に結核に罹患した。そして、多くの学友たちが結核と戦って克服していく姿、あるいは死んでいく姿を、当事者として、あるいは友人として目の当たりにしていた。自身や友人たちの結核体験の冷静な分析をつうじて培った視点、そして結核を体験した者にしかわからない感受性は、中井の統合失調症の理解を深いところで支えている。

実際、中井が統合失調症を結核と重ねあわせて説明するくだりでは、どちらのことを述べているのか区別がつかなくなる箇所も少なくない。以下の文章は好例である。

結核も端的に「宣告」される病気だったのであり、この宣告に抵抗して疾病否認を行う人も少なくなかった。それは差別を伴うレッテルであり、伝染性のあらわなだけに、かつては精神病に比して決して軽いとはいえないスティグマ（烙印）であった。就職の困難も、第二級の人間として生涯を送らされる見込みも[9]（略）。

今日、結核がすっかり影をひそめたわけではないが、青春期における位置は精神的危機あるいは端的に精神病といわれる状態に置き換わったと思う。そして、精神病の予後を決める上で、結核の予後を決めるのと同じメンタルな要因が重要な決め手となっていると私は考えている。[10]

松田道雄と「療養の計画」

中井が結核を患っていた時期、松田道雄は『結核をなくすために』（一九五〇年）、『療養の計画』（一九五五年）という本を岩波新書から出している。[11] 松田道雄は、もともとは京都帝国大学医学部において小児結核の研究者として出発し、執筆家や評論家としても多彩な活躍をみせた人物である。精神科と小児科という違いこそあれ、多彩な活躍という点は中井といくぶん似ている。そして、その松田の唱える結核の療養論もまた、中井の「寛解過程論」と大きく重なる点がある。

『結核をなくすために』は、日本療養所患者同盟の依頼で「健康會議」に連載した文章が元となっており、全編が手紙調で書かれている。中井が結核の診断を受けたのは一九五三年頃であるから、当時の中井にもなんらかの仕方で影響を与えたことは想像に難くない。

この本の第三の手紙（章）は「肺結核ときまったら」という題名で、肺結核と診断された若者にたいして結核のメカニズム、治療についての基本的な考え方、治療の選択肢などが平易な文章で説明されており、今日的にいえば「治療教育」がおこなわれている。しかし、そこでは「肺結核はたしかになおります、しかしそれはいまのところ薬以外の方法によってです」と意外なことが告げられ、当時開発されてまもない「ストレプトマイシン」を万能薬のように勧める医師には警戒するように戒めている。

ここで「肺結核」が取り上げられているのは、咽頭結核や腸結核にはストレプトマイシンが急速に効果を発揮するのにたいし、肺が結核菌に蝕まれて空洞ができている場合には、ストレプトマイシンだけに頼るのではなく、他のさまざまな手段も組み合わせながら治療を進めていかねばならないからである。松田によると、肺結核の場合はこの空洞に巣食った結核菌から酸素を遮断するために、そこにつながる気管支を閉じることが重要である。気管支が閉じると、酸素不足になった結核菌は弱っていき、また外部との往来ができなくなるため、それ以上の被害を食い止めることができる。したがって、松田は「治る」ことを、かならずしも結核菌を死滅させることではなく、それを体に抱えながらも活性化させないように体を整えていくことであると考える。

肺結核が治るということは、結核菌のつくった巣があとかたもなく消えてしまうことではなく、空洞が閉じてしまって、普通の社会生活をしていてもその閉じた空洞が開いてこないということです。[12]

五年後に書かれた『療養の設計』[13]においては、その五年のうちに急激に結核治療をめぐる状況が変化したせいか、やや異なった調子が見られる。こちらの著作では、患者自身がどのような治療をするかを選択できるように、当時なされていた治療の方法のそれぞれの利点と危険性を説明し、またその状態や進行の程度、あるいは経済的状態におうじた療養生活の「設計」を解説している。そして末尾には、自宅療養のための日々のタイムスケジュールを示している。

これらの著作において、松田はまるで目の前の患者に寄り添っているかのように、ひとつひとつのプロセスで生じてくる不安や葛藤を想定しながら、それへの対応を丁寧に説いている。このような書き口は、ベストセラーとなった『育児の百科』[14]においてもそうであるように松田の持ち味なのであるが、これは中井の治療への心配りにも似ている。中井もまた、統合失調症の発病のプロセスから寛解のプロセスに至るまで、その時々で生じてくる患者の不安、医療者の葛藤に寄り添い、ひとつひとつを解きほぐしていくような文章を書いている。おそらくこれは、二人が「病気」というものを心と身体と社会とが絡みあいながら進行していくプロセスとして捉えていたことに関係するのであろう。治療とは、この進行するプロセスに寄り添いながら、流れを変えていくことなのである。

たとえば結核の病理発生ひとつを考えても、結核菌を結核の原因ということはできない。不可欠条件の一つではあろうが、菌にはほとんどすべての人間が感染していたから、呼吸器が存在しなければ呼吸器疾患がありえないことよりは弱くてもそれに似た意味での不可欠条件にすぎないだろう。[15]

しかし、この松田の著作が出版された一九五五年前後は、日本で結核問題が急速に消退していく時期でもある。一つは、ストレプトマイシンが医療現場に普及したことや結核の外科治療技術の進歩によって結核治療が飛躍的に成功率を高めたことが理由である。また、戦時中に途切れていたＢＣＧによる予防接種が再開され、定期的な結核検診もおこなわれるようになり、若年者で新たな結核の発症率が格段に減っていったことも挙げられる。

川喜田愛郎の「感染論」

松田道雄は小児結核の研究から出発したが、後に文筆活動に力を入れていき『育児の百科』で一世を風靡する。また、戦後はしだいに政治的な色彩を強めていき、社会主義の研究にも力を入れていく。したがって、松田の思想が直接的に中井に影響を与えたということはあまり考えられない。

しかし、先の松田の著作が、二〇世紀に入って先端科学として確立されてきた「細菌学」「ウィルス学」に大きな影響を受けていたことは明らかである。中井がこの方面に明るくなった時期は定かではないが、自身の結核体験は大きな契機であったであろう。その意味では、中井がウィルス研究に向かったことは必然であると思われる。また、当時の最先端研究であったこの分野が、中井の知的好奇心を動かしたこともあるのだろう。

先に述べたように、中井はウィルス研究者時代の一九六四年に医学史研究会主催のシンポジウムにおいて、細菌学をモデルとする近代医学についての発表をしている。この内容についてては『中井久夫著作集』第三巻（岩崎学術出版）に、補足を含めて収録されている。この発表のレジュメは「細菌学的医学をどのように考えるか」[16]「日本における細菌学の伝統についての覚え書」[17]の二篇からなっている。実際の発表がどのようになされたかは不明であるが、それらは世界的な細菌学的医学の流れとその日本における展開を概観する内容となっている。この発表には、すでにその後の中井の思想が胚胎していることがうかがえる。

この二つの原稿では、今後の細菌学的医学の進むべき方向性として、同年（一九六四年）

に出版された川喜田愛郎の『感染論』[18]が相当に参照されている。『感染論』では、細菌学的医学の発展から当時の研究における問題点までが述べられており、中井の発表も基本的に川喜田の認識をなぞっている。当時の中井がウィルス研究、あるいは細菌学の方向性についてどのように考えていたのかを理解するためにも、川喜田の「感染論」に触れておく必要があるだろう。

川喜田は、細菌学の発展を「準備期」「発見的細菌学の時代」「同定細菌学の時代」「生物学的細菌学の時代」の四つの時期に分ける。「準備期」とは、ロバート・コッホによって病原細菌学の土台が築かれた時期である。コッホは一八八二年から一八八四年にかけて「結核症の病因論」と題された二つの論文を公にし、それによって病原細菌学の基礎は一挙に固まった。コッホは、結核症が特定の種類の細菌が感染することによって発症することを明らかにし、この細菌を「結核菌」と命名したのである。コッホの明らかにした結核菌と結核症との関係は、今では常識となっている、特定の細菌が特定の病気の原因となるという学説として定式化され、この定式は後世の人々によって「コッホの条件」と呼ばれている。それは病原菌の証明に必要な四条件であり、⑴病原菌がその疾病のあらゆる例において観察されねばならない、⑵その病原菌は患者から分離して純培養できるものでなければならない、⑶純培養された菌を感受性のある動物に接種したとき、その特有の疾患が再現されなければならない、⑷実験的に感染させた動物にふたたび病原菌が観察され、さらにふたたび純培養として回収されなければならない、というものである。

コッホの学説は、これらの細菌の感染予防においても力を発揮した。一八八五年の第二回コレラ問題討議会において、コッホは今日から見ても完璧な見識を示した。川喜田によると、この会議でコッホは「菌の排泄伝播侵入の経路を考察し、消毒の方法に関する指示を与え、流行を小火のうちに消しとめなければならないことを強調して初発患者発見の重要性と時限隔離の問題を論ずる一方、一々適切な、しかも遺漏のない処理法を説述している」これらは感染病に対する基本的な対処の方法であり、もちろん結核症においても適用されていく。

このコッホの発見の後、病原細菌学は急速に発展する。コレラ、腸チフスなど数々の流行病の病原となる細菌が発見されていく。この時期には、「微生物の狩人[19]」といわれるように、研究者たちは病原細菌の発見にしのぎを削るようになり、そこには野口英世や北里柴三郎なども含まれる。

そして川喜田が「同定細菌学」と呼ぶ段階に進むと、細菌を分類し同定する方法に研究の主眼が置かれていく。研究は蓄積されていくが、結果的に細菌の分類目録をつくるかのような網羅的な研究が多勢を占めるようになっていき、さらにミクロなウィルスの研究へと発展していくことになる。

ここで川喜田は、細菌についての知見が蓄積されていく一方で、それが病的現象をひきおこすに至るメカニズムを理解する枠組みが未発展であることを指摘し、「感染論」という視座の必要性を訴える。ある細菌が人体のなかに入ったとしても、そのことによって直ちに発病するとはかぎらない。また、同じ人物であっても、生活環境の変化や健康状態の変化によって、それまで発病を免れていたのに、突然発病することもありうる。しかし、そのような場合に細菌と人体のあいだでどのような交渉が起こっているのかについては、当時はほとんど明らかにされていなかった。そのため川喜田は、「感染」という現象を「微生物がマクロの生物に侵入し、抵抗を排して、そこで増殖した結果起こる」[20]ものとして考えなければならないとし、人体の生理学（あるいは病理学）と微生物学との深いレベルでの融合が必要であると説いたのである。これは病理に注目すると同時に、自己治癒力にも注目することでもあり、当時はまだ発展途上であった免疫メカニズムの解明の必要性を説くものでもあった。

しかし、その後の川喜田は、千葉大学の学長に就任してまもなく、学生運動のピーク時の一九六九年に辞任している。そのため川喜田自身によって「感染論」の構想が実現されることはなかった。そして中井も「感染論」に依拠した発表をしてほどなく、ウィルス研究の道から退いている。

精神の免疫学

中井は精神科医になってから、ウィルス研究とは直接の関係は失うが、「寛解過程論」は明らかに「感染論」と同じ観点に立っている。統合失調症の病理的側面に注目するだけではなく、自己治癒力にも着目し、それらの内的なプロセスを把握しようという視座が見られるからである。

川喜田の「感染論」において示された方向性は、その後「免疫学」の領域で発展していくことになる。それからしばらく間をおいて、中井と同じ一九三四生まれで、当時はアメリカに留学していた多田富雄[21]が免疫学研究の道を切り開いていった。

それでも中井は後に、意外な仕方で統合失調症の治療論と「感染論」の接点を見出すことになる。多田が明らかにした免疫メカニズムは、当時中井が翻訳を試みていたサリヴァンの「自己システム」と重なるものであった。中井は、免疫システムの本質を、「マスタープラン」によって決定された固定したシステムではなく、変容する「自己」に言及しながら自己組織化をしていくような動的システム」と理解し、[22]サリヴァンの「自己システム」との共通性を見出すのである。

サリヴァンの「自己システム」は、生体の活動を麻痺させるような刺激を「非自己」として排除することで、まとまりのある自己を維持するシステムである。ここで排除される「非自己」は、戦慄するような恐怖の体験であり、それを排除するシステムが機能しないときに統合失調症になると考えられている。このサリヴァンの理論と中井の理論は緊密に結びついており、その結びつきは免疫学的観点を経由することで可能になったと言える。中井は『最終講義』のなかで次のように述べている。

分裂病状態にならないためにはエネルギー的に入力が必要であり、またそのためのシステムが必要ということです。これはＡＩＤＳが教えてくれたように、免疫系がいかにわれわれを日々護ってくれているかということに似ています。[23]

中井の医学者としてのキャリアは、結核体験とウィルス学の研究から出発した。そして、途中で転向したものの、やはり行き着いた地点にあったのは、ウィルス学から発展した免疫学が見た風景と似たものであった。これを、中井が免疫学的研究を別の形で開花させていったと見ることもできる。

しかし実際のところは、後でみるように、中井の潜在的思想が初期はウィルス研究のうちに、その後は統合失調症の治療論のうちに、具体的な表現形式を見出したと考えるほうが正しいように思われる。

注

1 中井久夫（2018）「私の歩んだ道」『中井久夫集』6「いじめの政治学」みすず書房 298頁
2 中井（2018）298－299頁
3 中井久夫（2017）「Y夫人のこと」『中井久夫集』4「統合失調症の陥穽」みすず書房 139－165頁
4 中井（2017）143－144頁
5 中井（2018）301－302頁
6 中井（2018）302頁
7 本章注16および17を参照のこと。

8 岡田靖雄（2002）『日本精神科医療史』医学書院 208頁
9 中井久夫（1982）『精神科治療の覚書』日本評論社 45－46頁
10 中井（1982）45頁
11 松田道雄（1950）『結核をなくすために』岩波新書
12 松田（1950）36頁
13 松田道雄（1955）『療養の設計』岩波新書
14 松田道雄（1967）『育児の百科』岩波書店
15 中井（1982）99－100頁
16 中井久夫（1984）「細菌学的医学をどのように考えるか」『中井久夫著作集』第3巻「社会・文化」岩崎学術出版社
17 中井久夫（1984）「日本における細菌学の伝統についての覚書」『中井久夫著作集』第3巻「社会・文化」岩崎学術出版社
18 川喜田愛郎（1964）『感染論』岩波書店
19 微生物学者ポール・ド・クライフ（Paul de Kruif）による表現。
20 川喜田愛郎・佐々木力（1992）『医学史と数学史の対話―試錬の中の科学と医学』中公新書
21 免疫学者の多田富雄は1934年3月生まれで、中井（同年1月生まれ）とは同学年になる。多田は千葉大学医学部を卒業し、1964年にはアメリカに留学中であった。
22 中井久夫（2013）『私の「本の世界」』ちくま学芸文庫 176－177頁
23 多田富雄（1993）『免疫の意味論』青土社
24 中井久夫（1998）『最終講義――分裂病私見』みすず書房 45頁

第五章　サリヴァンと「自己システム」

私がサリヴァンの翻訳を依頼された当時は、誰がヒマラヤを制すか……そんな雰囲気がありましたね。（中井久夫との対話より）

これまで見てきたように、中井久夫の臨床的思想は精神科医に転身する以前に固まっており、それが精神科というフィールドで開花していったと考えられる。しかし、中井の思想と臨床的経験が強固に結びついていったのは、アメリカの精神科医ハリー・スタック・サリヴァンの著作の翻訳作業を通してであった。

中井がサリヴァンの著作を翻訳することになったのは、日大医学部精神科の井村恒郎から指名されたためだとされている。井村はかねてからサリヴァンに惚れ込んでおり、すでに訳出を試みていたが、健康上の理由から断念していた。そこに精神科医に転身した中井が、日大精神科の卒後研修病院であった青木病院にやってきた。井村は、すぐに中井の語学の才能を見抜き、「もし断ったら家の前で座りこむ」という意気込みで、サリヴァンの『現代精神医学の概念』を翻訳するように迫ったのである。そのころ中井はまだ「サリヴァンの名前くらいしか知らない」という有様であったという。[1] しかし、結果的に井村は中井の本質を見抜いていたということになるのであろう。その後の中井の思想はサリヴァンの理論とシンクロしながら表現されていくこととなる。

中井は翻訳作業を「相互征服」であると述べているが、その意味では中井はサリヴァンを征服しつつ、サリヴァンに征服されていったということになる。本章では、サリヴァンの理論を概観しながら、中井の思想の核心にせまっていくことにする。

H・S・サリヴァンとは

一般的には、サリヴァンは「新フロイト派」の一人と考えられており、フロイトの「性的欲求理論」を否定して、対人関係における安全感をもとめる欲求を重視したことで知られている。また、「よい母親」「悪い母親」といった概念は、英国の精神分析における「対象関係論」と親和的とみなされている。さらに、精神分析が軽視しがちであった前青年期の「チャムシップ」の重要性を指摘している点も評価されている。

日本においては、サリヴァンの著作の大半は中井によって翻訳されており一般にサリヴァンの原著は難解であるとされるが、中井の翻訳のおかげでずいぶんと読みやすくなったと言われている。しかし、それにもかかわらずサリヴァンの名前は、「参与的観察」の重要性や思春期における「チャムシップ」の機能を説いた人物として記憶されるにとどまっている。

サリヴァンの理論があまり浸透しない理由としては、まず本国で長いあいだ無視されつづけたことが挙げられる。中井によると、サリヴァンの理論には同性間の親密性を重視する傾向があり、サリヴァンの影響を口にすることが同性愛にたいするコミットとして受け取られる危険性があったため、潜在的には大きな影響力をもっていたにもかかわらず「影の帝王」にとどまっていたのだという。

また、「新フロイト派」としてくくられてしまったこともその理論が誤読される一因となった。たしかに、サリヴァンの精神発達理論には精神分析学からの影響を見ないわけにはいかない。サリヴァンが精神分析に触れたのは、盟友である女性精神科医クララ・トムソンを通してである。また、亡命してきたエーリッヒ・フロム、フリーダ・フロム・ライヒマンのアメリカでの受け入れ先となったことも「新フロイト派」にくくられてしまうことの一因であろう。

しかし、いま述べてきたような事柄は、サリヴァンを理解するうえでは瑣末な事柄にすぎない。中井の門下生の岩井圭司によると、サリヴァンが「新フロイト派」とみなされた理由としては、当時の精神医学会においては精神分析学の影響力が強かったため、サリヴァンの弟子たちがその理論に精神分析の仮面をかぶせざるをえなかった事情があるという。[2] しかし、これから述べていくように、サリヴァンの思想は、むしろ精神分析の文脈から引き離したところで理解されるべきなのである。

システム論的思考

サリヴァンの理論の本質を理解するためには、サリヴァン本人が述べている学術的な影響関係を素直にたどるべきであろう。彼はまず、アドルフ・マイヤーのアメリカ精神医学の影響、それから親友のエドワード・サピーアの言語学の影響について述べている。それに加え、当時台頭しはじめていた心理学における学習理論やゲシュタルト心理学、G・H・ミードの社会学的自己論、それからルース・ベネディクトなどの人類学の影響についても語っている。実際、これらの理論は彼の著作のなかでも引用されており、サリヴァンが思索を進めていくうえで重要な役割を果たした。その他にも、中井によると、サリヴァンは「アメリカ精神医学誌」の編集長をしていた時期にはソヴィエトの心理学者ヴィゴツキーの『言語と思想』を翻訳させて掲載しており、さらに、当時最先端の学問であったニールス・ボーアら「コペンハーゲン学派」の量子力学の影響も受けていたようである。

　また、サリヴァンの理論には、ベイトソンの理論と重なる部分が多く、実際に晩年にはサイバネティクスなどの情報科学の考え方を高く評価していたという。フォン・ベルタランフィが「一般システム論」を提唱するのは、サリヴァンの晩年にあたる一九四五年であり、思想的には時代と歩調を揃えていたということができるだろう。彼は、「自我」という概念は使わず「自己システム self system」[3]という概念をもちいたが、ここにもシステム論的思考が影響していると見るのが妥当である。本章では、このことを勘案して、中井がもちいている「自己組織」という訳語ではなく「自己システム」という訳語をもちいることにする。

中井は、アメリカにおいてサリヴァンの理論が忘却されていった大きな理由として、弟子たちがその理論の核心である「自己システム」の概念を理解できなかったことを指摘している。[4] たしかにこの概念は難解であるが、中井の翻訳と解説に導かれつつ紐解いていくと、そこには今なお斬新な思想を発見することができる。そして同時に、サリヴァンと中井の接点も見えてくる。

サリヴァンと精神分析理論

サリヴァンの理論の中核概念である「自己システム」と「安心操作」との関係は、精神分析学における「自我」と「防衛機制」との関係になぞらえて理解されることが多い。しかし、そのような見方こそが、サリヴァンの理論を凡庸な亜流精神分析理論へと貶めてしまう要因になっている。

サリヴァン自身、「自己システム」と精神分析における「超自我」が異なることを強調している。「超自我」がいわば社会の心的内界へのコピーであり、禁止や命令によって内面をコントロールする機能であるのにたいし、自己システムはそのような内面のコントロールをおこなわない。自己システムは対人関係の領域において働き、外から「自己」を解体せしめるような強烈な恐怖が侵入しないように、それを解離させるシステムである。言い換えれば、それはひたすら「あってはならない情報」を解離することに腐心しているシステムである。「超自我」はメタレベルで機能し、意識や体験を統合することを目的とするシステムであるが、「自己システム」は統合を志向していない。それは、中心も、メタレベルもないシステムなのである。

中井による「自己システム」の解釈

それでは「自己システム」とはどのような概念なのだろうか。中井が解説している部分を引用しておく。

> サリヴァンの self-system 概念は、①「非自己」と認知した知覚、認知、表象、概念、観念等々の心理的アイテムを絶えず awareness（意識、覚知性）から外に汲み出し

（解離し）、「自己」と認知したものを保存するシステムであって、この維持には絶えざる入力を必要とし、かつ、成長しつつ機能するというものである。②意識が「非自己」に接近することは「不安」を起こし、これを意識から排除するような運動を起こさせる。彼の「不安」とはこのような特殊な意味である。この不安を操作する暗在性過程があるが、彼は思弁を避けて多くを語っていない。彼によると、③統合失調症以外の精神障害はすべてself-systemの活動の結果であるが、統合失調症だけはself-systemの機能麻痺あるいは破壊であって、したがって、解離されていた「非自己」（その多くは幼弱な心理的事項である）が「非自己」の標識をつけたままawarenessに奔入して意識を惑乱させ、心的装置の機能麻痺と破壊を進行させる。これは、最近の免疫学の「自己－非自己」図式に似ており、彼のself-systemは「哲学的自己」よりも「免疫系」に近く、統合失調症は全身的な「自己免疫疾患」、例えばリウマチズムの現在のモデルを思わせる。[5]

この文章は「自己システム」の本質を述べたものである。しかし、かなり真剣にサリヴァンを読み込んだものでなければ、一読してこの説明を理解することは難しい。ここでは中井の文章を頼りにしつつ、①「非自己」の解離、②「不安」とは何か、③神経症と統合失調症、という三つのテーマに分けて「自己システム」を整理してみよう。

①「非自己」の解離

中井・永安[6]が免疫学の比喩をもちいて指摘しているように、「自己システム」は「自己」を「非自己」から分離して安定化させるシステムであり、そのシステムの作動に目的は存在しない。ここで「非自己」と呼ばれているものは、サリヴァンの用語では「自分でないもの not-me」あるいは「解離されたもの」のことである。これにたいして「自己」とは、非自己として解離されない部分としか定義できない、あいまいな領域である。

「自己システム」の本質は、外界からの情報や刺激にたいして、安心感が脅かされないように対処する機能である。それは黙々と「非自己（自分でないもの）」を切り離し、安心感を確保していく。この機能は「安心操作」と呼ばれ、後で述べるように「解離」と「選択的非注意」に代表される。ようするに、情報や刺激が取りまく環境で、安全な情報だけをポップアップして取り出し、それ以外の情報を無視（選択的非注意）することが自己システムの本質的機能である。サリヴァンは当時成長しつつあった、学習理論やゲシュタルト心理学の知見を取り入れてこのことを記述しようと試みたのである。

しかし、ここには「自己システム」を統括する「自己」の中心はない。そもそもサリヴァンは「自己」という概念をもちいておらず、もし「自己」があったとしても、それは「自己システム」が「非自己」を解離しようとする時に輪郭(境界)が垣間見られる程度のものでしかない。

なお、この「自己システム」は保守的な性質をもち、変化に柔軟であるとはいえない。システムになじまない情報や刺激にたいしては、基本的に排除するように働くため、新しい学習が生じにくいためである。「自己システム」の、「非自己」を解離し、不安を処理する機能は「安心操作」と呼ばれる。この「安心操作」の代表的なものとしては、「昇華」「解離」「選択的非注意」があげられる。

「昇華」とは、ある種の欲求の追求が社会的に認めてもらえない場合に、直接的な満足の追求を断念して、社会の是認するやりかたで部分的な満足を追求することである。「選択的非注意」とは、行動を安定化させる情報のみを「図」として浮かび上がらせて選択的に注意を向け、反対に不必要な情報を「地」に沈みこませるような認知機能のことである。

そして「解離」とは、不安や恐怖を引き起こすような体験が、コミュニケーションの文脈から切り離され、あたかも存在しないかのように意識から排除されるメカニズムのことを指す。

②「不安」とは何か

サリヴァンの理論を理解するうえで、彼の「恐怖」と「不安」の概念を理解することは必須である。ともに安心感が脅かされたときの感情であり、不気味感がつきまとうもので、その不安が高まると恐怖と呼ばれる。

恐怖には、ごく弱いものから驚愕恐怖という最極端の形まであるが、それらはすべて、有機体の生存というか生物学的統合性に危険が迫る時に生じる緊張のうちで感覚される面のことである。[7]

「非自己」に接近することとは、端的にいえば強い「恐怖」に陥ることである。そして、その「恐怖」の本質をサリヴァンは「麻痺」であると述べる。つまり、「非自己」に接触することは麻痺に陥ることである。これはカタツムリやダンゴムシが防御の体制に入って動かなくなることに似ている。麻痺の表れのひとつが「無感情《アパシー》」であり、無感情になることによって恐怖の緊張を低下させられる。

生命の維持にかかわる環境が「手荒くかき乱されること」によって生じる「恐怖」とは異なり、「不安」は対人関係上に生じる感情である。「不安」は、対人的な平衡状態の失調であり、目鼻のつかない「のっぺらぼう」（中井）の感覚である。通常、重要な養育者（母親など）から伝染した不安は、乳幼児に養育者からケアされることを要請する「やさしさ緊張」を表出させる。そして養育者がこれに応えて「やさしさの行動」をとると不安は解消する。しかし、養育者と子どもとのあいだで不安を増幅させあうような悪循環が生じることもある。その場合は、不安が高まり強い「恐怖」へと接近していく。

また、空腹などの欲求不満は、それが高まることで強い恐怖を生じさせることがあったとしても、欠乏状態が満たされれば平衡を取り戻すことができる。しかし、「不安」は本質的に対人的な性質をもつので自力で処理することはできないし、そもそも対象がはっきりしないので満足感をもって収束するということがない。不安からの回復は、対人的安心感の保障であって、満足感をもたらすものではない。しかも不安は、欲求の解消などの順調な遂行を邪魔することもある。不安のために、食べることができなくなったりするのである。

不安以外の場合ならば、欲求の分化が、いかに幻想を含むものであろうと、とにかく存在し、欲求の解消を目指すのに適切な行動を選択することができる。いや、非常に不適切な行動でも、欲求の解放をめざすと称するものならかまわない。[8]

他方で「不安」は、「自己システム」が解体する事態にならないようにあらかじめ発せられる警戒信号でもある。「不安」を感じることができるためには、「自己システム」が解体するような事態を予測できなければならないが、この予測が成り立つためには、過去の類似の体験を一連の体験として整理するという学習がなされていることが必要で、これによって反復される兆候を見極めることができるようになるのである。中井はサリヴァンの「不安」について次のように解説している。

不安を予見したら、それを避けるように行動する傾向が非常に強く生じる。したがって、不安は、安全脅威感から意識を守る『自己組織』の、いわば道具となる。彼の『自己組織』は、誕生の時にはない「二次的力動態勢」であるが、不安を道具として意識の幅を制御する。不安の兆しがあれば、熱いものに近づいた猫のように、意識はさっと飛びさるというわけである。[9]

つまり「不安」とは、「自己」が「非自己」と接触する領域において生じる感覚であり、その接触面において、「自己システム」は「非自己」の侵入を防ぐために境界を引くことによって安心感を維持している。中井はこのような「自己システム」のありかたを次の比喩で表現している。

不安は、波静かな礁湖を外界の荒波から守る外周珊瑚礁――環礁――ということもできよう。われわれに直接に与えられているものは意識であり、これを不安という感覚を以って制御している黒子が『自己組織』という仮想的な存在である。[10]

言い換えれば、このような形で保たれている「礁湖」が、私たちが「自己」と呼んでいる領域なのである。

③神経症と統合失調症

サリヴァンは『精神医学の臨床研究』[11]において、統合失調症だけでなくヒステリー、強迫神経症などのメカニズムについても語っている。

いわゆる「神経症」は「自己システム」が過剰に機能した結果であると考えられ、変化を拒むことに本質的な性質がある。たとえばヒステリーは、基本的には「昇華」の働きによるもので、直接的に欲求を満足させるのではなく、社会的に是認されるような迂回した手段によって欲求を満足させることに本質がある。強迫観念や強迫行為は、不安を呼び起こすような力動態勢が復活しないように、他の力動態勢を反復的に使用している状態と考えられる。先に呼べたように「自己システム」は保守的であるため、不安の処理がうまくいかない場合は、これまで学習した方法を過剰に適応しようとする。その結果、新しい学習が生じなくなり、とりこまれるべき体験が解離したままの状態で放置される事態が起こる。

これにたいして、統合失調症は「自己システム」が機能不全におちいった状態であると言える。先に述べたように、「自己システム」は安心感を脅かすような体験を意識の外に「解離」する機能をそなえている。しかし、機能不全におちいると、容易に解離されるべき「非自己」が意識に侵入してくる。通常、「自己システム」が機能している場合には、「非自己」の侵入は意識にはいる前段階で察知され、「不安」という感情とともに、それに対処する保安操作が作動することになっている。しかし、統合失調症において「非自己」は加工されないまま意識に侵入してくることになり、「驚愕恐怖」「戦慄恐怖」として体験されることになる。あるいは、「非自己」が意識に侵入することによって生じる「麻痺」がこれらの「恐怖」であるということもできる。

このようなサリヴァンの考え方にしたがえば、なんらかの事情によって生じる「自己システム」の機能不全、解離された体験である「非自己」の過剰な蓄積、単発的であれ処理できないほどの恐怖体験などによって、「解離」する機能が麻痺してしまうことが統合失調症の本質とみなすことができる。

「自己システム」と精神の免疫学

前章では、中井が自身の結核体験とウィルス研究を通じて、最終的に「感染」と「免疫」のメカニズムに接近したことを示した。サリヴァンの「自己システム」という概念との出会いは、中井が胚胎していた思想を精神医学という領域で開花させていくきっかけとなったと言える。

中井は、多田富雄によって紹介された免疫システムについての「超システム」という概念と、サリヴァン「自己システム」と重ねている。多田によると、免疫システムは、「自己」以外の細菌やウィルスを「非自己」と認定し、駆除する役割を果たしている。しかし、免疫システム自体は「自己」を認識する機能をもっておらず、生体を防御しようという意思をもっているわけでもない。それにもかかわらず、免疫システムの作動の結果として生体は防御されているのである。

中井は永安とともに、免疫システムと「自己システム」との共通点として以下の三点を挙げている。(1)自己と非自己との区別、(2)成長しつつ機能すること、(3)変貌する自己にたいする自己言及性の維持、である。そして、免疫システムの観点からみれば、統合失調症は「自己免疫反応」と見なしうるのだという。「自己免疫反応」とは、「非自己」にたいしてしか反応しないはずの免疫が、誤って「自己」にたいして反応してしまうことである。中井は永安とともに、「自己システム」が「自己」と「非自己」を弁別できなくなってしまう事態について、以下のように述べている。

自己免疫反応に当たる反応は「まちがってセルフと認知したために起こる反応」であろうが、これに近いものは、分裂病の開始期のセルフ系の麻痺（これはサリヴァンの独創である）によって起こる事態に、その近似形を見るだけではあるまいか。[12]

「環境世界」への視点

「自己システム」は徹底して「非自己」を解離するシステムである。この「自己システム」にとって「自己」は環礁に囲まれることで成立する礁湖のような領域であり、「自己」そのものは認識されない。さらにつけ加えれば、「自己システム」はその環礁の外部（外海）を知ることもできない。

サリヴァンの発達理論は、徹底して内部からの観測視点によって描かれている。たとえば通常の発達心理学において、乳児は第三者的視点から「首がすわった」「微笑んだ」などと描写される。しかし内部の視点から描くとどうなるであろう。「首がすわる」ということは、乳児にとっては視線を制御できるようになることとして体験されているかもしれない。乳児にとっては、視線こそが制御すべきパラメータであって、そもそも首や頭を制御しようなどという意識はないであろう。乳児は「首をもちあげたい」と思ってないであろうし、「立ちたい」「歩きたい」とも思ってないだろう。たんに遠くまで見ようとする視線の制御がつかまり立ちなどを促し、近くで拡大してみようとする視線の制御がハイハイなどを促すと考えるのが自然であろう。

このような視点から描き出される世界は、エストニア生まれの生物学者ヤーコプ・フォン・ユクスキュルによる「環境世界 Umwelt」の概念を参考にすると理解が深まる。[13]「環境世界」とは、それぞれの動物種に特有な知覚世界のことである。

ユクスキュルが描写したマダニの環境世界は秀逸である。ユクスキュルは、マダニは視覚や聴覚が存在しないにもかかわらず、すぐれた嗅覚、温度感覚、触覚によって環境世界を構成しているという。マダニは森や茂みで食料（血）の媒体である哺乳動物が通りかかるのを待ちかまえている。しかし、彼らは視覚的にも聴覚的にも世界を認識する手段をもたないので、哺乳動物が発する酪酸の臭いや、動物の体温を感じ取り、それらを頼りに飛び降りる。そして、うまく動物の体に着地できた場合、触覚を頼りに皮膚を探り当て食料にありつけることになる。しかし失敗したらこのプロセスを繰り返すことになる。

この例において、マダニにとっての環境世界は「臭い」「温度」「材質感」というパラメータによって構成されることになる。基本的に、人間においても外界からのフィードバックにもとづいてパラメータを制御しているという点は重要であろう。ダニの例では親近感はわきにくいかもしれないが、コウモリやイルカであったらどうであろうか。彼らは障害物を回避するために、自ら発する超音波の反射を利用して進路を制御している。この場合にも、おそらくは反射の速度がある閾値から外れないように制御しているだけで、「障害物」を認知することは目的にはなってないであろう。つまり、反射（フィードバック）の速度を一定範囲におさめるように行動を制御することにしか関心はないのであろう。

サリヴァンによれば人間もまた、相互作用の相手（たとえば、乳幼児であれば養育者）とのあいだで生じる不安や緊張が、一定値を超えないようにパラメータを制御していると考えられる。つまり「自己システム」は環境世界のパラメータを制御しており、その点でマダニやイルカも人間と変わらないのである。

「擬人化されたもの」とパラタクシス的体験様式

サリヴァンが『精神医学は対人関係論である』において描写する乳幼児の精神発達の様相[14]は、ユクスキュルのいうところの「環境世界」についての描写であるということができる。乳幼児は、その外部環境を客観的に認識することはできない。これは乳幼児に限ったことではなく、サリヴァンにとって、人は終生にわたって外部を認識することができないものとされている。後にふれる「合意による確認」という概念も、人々が暗闇のなかを手探りするような仕方で合意形成に至る様子を説明したものである。

幼児はその発達の過程で、養育者（母親など）との相互作用のなかで不安が増大したり解消されたりするパターンを学習する。つまり、なんらかの行為についてフィードバックされてきた結果を、不安というパラメータにしたがって、解消させるパターンと増大させるパターンの二種類に分類するようになる。これが「自己システム」の萌芽であり、このようなパターン認識を、サリヴァンは「パラタクシス的体験様式」という。

やがて、不安を増大させる一連のパターンは「悪い母親」というイメージのもとに、解消させるパターンは「よい母親」というイメージのもとにまとまっていく。ここで「悪い母親」「よい母親」というように認識されるイメージを、サリヴァンは「擬人化されたもの」と呼ぶ。この「擬人化されたもの」は実際の人物（個体）と一致しているとはかぎらない。幼児の不安を増大させるようなパターンを形成する擬人化されたものとしての「悪い母親」は、不安な状態の母親である場合もあれば、実は母親の代わりに育児をまかされてイライラしている姉の場合もある。しかし、幼児にとってはそれらは一括して「悪い母親」という同一パターンとして認識される。

さて、この「悪い母親」と「よい母親」という「擬人化されたもの」は、不安を増減する相互作用のパターンの一方の極を表したものであるが、同時に、他方の極にはそれぞれに対応する「よい自分」と「悪い自分」という「擬人化されたもの」が生じる。この「擬人化されたもの」という概念はサリヴァン独特のものである。幼児は対人的交流のフィードバックをカテゴリー化することによって、自己と他者の主観的イメージを構成する。この「擬人化されたもの」は意思決定の中枢ではない。そもそもサリヴァンが意思決定の中枢を考えていたとは考えられない。不安や緊張を減衰させるために力動態勢はさまざま形で作動する。擬人存在は、事故も含めてそのような多数の力動態勢によって操作されるまさに「ペルソナ（仮面）」である。

サリヴァンの「擬人化されたもの」という概念は、精神分析における対象関係論（メラニー・クラインを含む）における「よい対象」や「悪い対象」と重ね合わせられることが多いが、同じではない。これらを混同するとサリヴァンの理論の本質を見逃すことになるので注意が必要であろう。クラインの「妄想的分裂的ポジション」の特長は、よい対象が悪い対象によって駆逐されることへの恐れにあり、それが統合失調症の基盤をなすとみなされる。しかしサリヴァンにおいてそれは神経症（とくに強迫症）を特徴づける不安である。サリヴァンの統合失調症論の鍵概念は「自分でないもの not-me」である。この「自分でないもの」は「擬人化されたもの」ではなく、擬人化されないがゆえに「自己」に属するとみなすことのできない体験なのである。これにたいし、「悪い母親」「悪い自分」は擬人化され、いわば自己に馴化されている。他方で馴化されない体験である「自分でないもの」は、強い恐怖を喚起させるものであり、それが意識に侵入すると麻痺が生じる。それは通常「自己システム」によって「解離」されているが、この体験のインパクトの強さや

「自己システム」の運行状況によって、意識に侵入しさまざまな症状を引き起こす。[15]

「合意による確認」とシンタクシス的体験様式

小児期になると、「自己システム」は社会的なルールのなかで機能するようになっていく。主にイメージの世界において展開されるパラタクシス的体験様式とは異なり、社会的関係のなかでの言語的体験をつうじて学んだルールのもとに、不安をコントロールするようになっていく。このような体験様式をサリヴァンは「シンタクシス」と呼ぶ。

シンタクシス的体験様式において、ルールや言語形式は重要な役割を果たす。しかし、幼児は対人関係における試行錯誤をつうじてそれらを発見していくのであって、外部から体系として与えられるものではない。この試行錯誤をともなう言語習得のプロセスを、サリヴァンは「合意による確認」と呼ぶ。それは、ある集団に共有される暗黙のルールを、拒絶や合意をともなう具体的なやりとりをつうじて、幼児が経験的に発見・確認していくプロセスである。

この「合意による確認」という概念は、「言語ゲーム」にかんするヴィトゲンシュタインの考え方に極めて近似的である。「言語ゲーム」とは、ヴィトゲンシュタイン後期の哲学理論で、彼の死の二年後、一九五三年に出版された『哲学探究』[16]において展開されている。もちろん、一九四九年にパリで客死したサリヴァンが読んでいたはずはない。

ヴィトゲンシュタインは前期の主著『論理哲学論考』[17]において、言語がある種のトートロジーの性質をもつ閉じた体系であることを論じた。しかし、その後、教師に転身して子どもたちとふれあうなかで、彼は新たな着想を得た。そして「言語ゲーム」論においては、言語が特定の意味を指し示しているという既存の言語観を否定し、言語はそれを使用することをつうじて探索的に習得されるという考えを展開した。これは子どもが母国語を学ぶプロセスがモデルとなっているとも言われている。

発達心理学の理論を引くまでもなく、子どもが他人の振る舞いなどを観察し、当てずっぽうな行動をくり返しながら社会的ルールを習得していくことは、子育てをした者であれば誰でも知っていることであろう。「言語ゲーム」が問題にしているのはまさにこのプロセスである。「言語ゲーム」では、ゲームに参加し、プレイしながらルールを習得するのであって、あらかじめ文法やルールを教えられるわけではない。ヴィトゲンシュタインは「言語ゲーム」にルールがあることを否定しているわけではないが、そのルールはあらかじめ知ることができないものなのである。

このような手探りで世界を確かめていく姿勢は、言い方を換えれば、外界からのフィードバックをたよりに生きるユクスキュルの「環境世界」を生きるマダニと等しいし、またサリヴァンが乳幼児について記述した内容の延長線上にあるといえる。

プロトタクシス的体験様式

さて、これまでサリヴァンの精神発達理論における「環境世界」的体験様式について見てきた。「パラタクシス的体験様式」は「擬人化されたもの」を通したイメージの世界といえる。また、「シンタクシス的体験」は「合意による確認」を通した一種の「言語ゲーム」の関係であった。

しかし、じつはこれらに先立つ乳幼児期の体験様式があり、それが「プロトタクシス的体験様式」と呼ばれるものである。[18]「自己システム」が作動を続けていくうえでは、この「プロトタクシス的体験様式」がきわめて重要な役割を果たしている。これは乳児期に優勢な体験様式であり、「予感」という知覚以前のあいまいな感覚をともなう体験様式である。

この「プロトタクシス的体験」は、身体が様々な形で外部と接続されて緊張を解放するシステム（「力動態勢」と呼ばれる）を形成することに基盤をもっている。サリヴァンは人を、身体の輪郭で閉じたシステムであるとは捉えていない。口が乳房や指、食物とつながって接続されて機能することもあれば、肛門が排泄物、便器と接続されて機能することもある。身体においてはさまざまな部分が外部と接続され、それぞれの機能を実現している。

とくに乳児の場合、自身で空腹などにともなう生理的緊張を解消することができないため、外部と接続されることは生存するためにも必須である。乳児は母親や周囲の様子の変化に敏感に反応するが、これは微細な差異を感知して反応しているためであると考えられる。このような反応は次章で述べるように、中井が「微分回路」と名づけた体験様式と重なるもので、変化の兆しをつかむことによって生き残ろうとする性質をそなえるものである。

これにたいして、幼児期に作動しはじめる「自己システム」は、本質的に保守的で変化を拒む性質があり、反復的に同じことを繰り返すことによって生き残ろうとする。それは中井が「積分回路」と呼ぶ体験様式の特長であり、サリヴァンにおいては、言語の介在する「シンタクシス的体験様式」がこの性質を強くもっていると言える。

先ほどの「パラタクシス的体験様式」は言語というよりもイメージを中心とするもので、両者を媒介するような位置にあるといえるであろう。

睡眠と夢

幼児期に「自己システム」は作動しはじめ、初期は「よい母親」「悪い母親」といったパラタクシス的なイメージをつうじて、不安の根元たる「非自己」を解離しつづける。つづくシンタクシス的体験様式においては、体験を言語の枠組みや社会的ルールのなかで理解し、不安をともなう体験を解離したり、馴化したりすることで「自己システム」が麻痺することを防ごうとするのである。しかし、「解離された体験」（つまり「非自己」）がそのまま蓄積されていくと、心身の緊張が高まり、システムの運行に支障が生じてくる。

サリヴァンは「睡眠」や「白昼夢」を、「自己システム」が蓄積された「非自己」を処理していく過程であると考えた。[19] この過程は、いささか謎に包まれているが、重要な過程である。睡眠において「非自己」が馴化されるとともに、「自己システム」自体も柔軟性

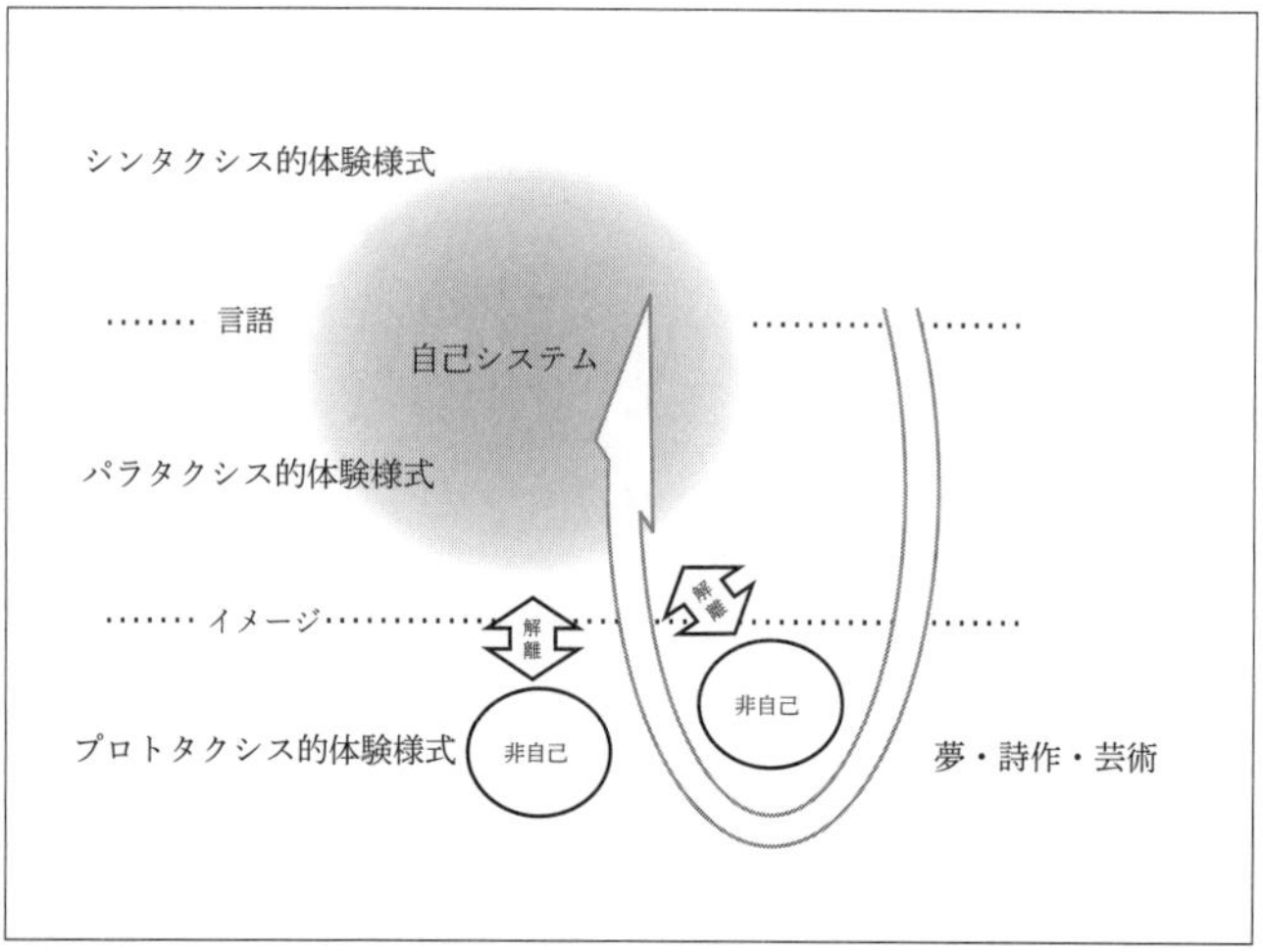

を取り戻すからである。サリヴァンは夢や白昼夢を「パラタクシス的体験」であるとしているが、厳密に言うならば、プロトタクシス的体験様式とシンタクシス的体験様式とを媒介するようなはたらきとして、パラタクシス的体験様式が顕在化するのだと考えたほうがよい。プロトタクシス的体験は睡眠そのものの体験であり、この体験は思い出されることも意識されることもない。これにたいして「夢」は睡眠状態から覚醒状態への移行にともなって体験されるものである。

つまり、覚醒時は「自己システム」が作動し、ひたすら「非自己」を解離しようとするが、睡眠時には「自己システム」が休止に近い状態になり「非自己」の侵入を許す状態になる。しかし、これだけでは図と地が反転するだけのことであるが、「夢」というパラタクシス的体験様式が媒介することにより、「非自己」の「自己システム」への統合が可能になると考えられる。

生命的プロセス

サリヴァンも中井も睡眠を重視しているが、それは「自己システム」が成長しつつ機能するためにそれが必要であるからだ。恐怖をもよおさせる「非自己」を解離することで「自己システム」が平衡状態を保っているとき、それは新しい体験が統合されずに成長を停止した状態にあることを意味している。自己システムが成長しつづけるには、プロトタクシス的体験様式へと退行することにより、解離された体験のパラタクシス的体験様式への変換を経由しながら、シンタクシス的体験様式へと統合することが必要なのである。

ここまでくると、中井がその治療の重要な局面で芸術療法をもちいることや、自身の表現活動の一つとして詩の翻訳をしていることの意味も明らかであろう。中井にとって、「生きる」ということはプロトタクシスからシンタクシスへの昇華のプロセスに他ならないのである。

中井は詩の本質について次のように述べている。

あるいは、成人言語世界の成立前後のゆらめく世界こそ、文学にとってもっとも重要な世界であるかもしれない。それをサリヴァンは「パラタクシス」的世界と呼び、それ以前を「プロトタクシス」的世界、それ以後を「シンタクシス」（文法用語とは無関係である）的世界と呼んだ――。それらが成人言語世界を裏から支えて、その奥行きと深みとを作っている。[20]

しかし、サリヴァンの、そして中井の思想の真意が当時の読者にどれくらい理解されたのかは疑問を呈さざるをえない。彼らの思想が深く理解されることが難しかった背景には、それを具体的にイメージできるための社会的条件が整っていなかったことも大きかったと思われる。ようやく近年になって、免疫学の発展や、インターネットの出現によって、「自己システム」を具体的に理解する手がかりが得られるようになってきたといえる。

つづく章では、これまでの議論を踏まえたうえで、社会的、歴史的な視点から中井の生命的プロセスについての思想を読み解いていく。

注

1　中井久夫（２０１７）「井村恒郎先生」『中井久夫集』２「働く患者」みすず書房　243－245頁
2　岩井圭司（２０１１）「解題」（中井久夫・永安朋子「サリヴァンの「セルフ」概念について――サリヴァン没後50年に再検討」）『治療の聲』第11巻1号　星和書店
3　Sullivan,H. S.（1953）*The interpersonal theory of psychiatry*, Norton, New York. 中井久夫他訳（１９９０）『精神医学は対人関係論である』みすず書房
4　中井久夫・永安朋子（２０１１）「サリヴァンの「セルフ」概念について――サリヴァン没後50年に再検討」『治療の聲』第11巻1号　星和諸点　53－60頁
5　中井久夫（２０１０）『隣の病い』筑摩書房　141－142頁
6　中井・永安（２０１１）　53－60頁
7　Sullivan（1953）邦訳60頁
8　Sullivan（1953）邦訳53頁
9　中井久夫（１９９０）「サリヴァン訳語考」サリヴァン『精神医学は対人関係論である』みすず書房　457頁
10　中井（１９９０）192頁
11　Sullivan,H. S.（1956）*Clinical Studies in Psychiatry*, Norton. 中井久夫他訳（１９８３）『精神医学の臨床研究』みすず書房
12　中井・永安（２０１１）　58頁
13　Uexküll, J.（1934）*Streifzüge durch die Umwelten von Tieren und Menschen: Ein Bilderbuch unsichtbarer Welten.* 日高敏隆・羽田節子訳（２００５）『生物から見た世界』岩波文庫
14　Sullivan,H. S.（1953）

15　Sullivan（1953）
16　Wittgenstein,L.（1953）*Philosophische Untersuchungen.* 丘沢静也訳（２０１３）『哲学探究』岩波書店
17　Wittgenstein,L.（1921）*Logisch-philosophische Abhandlung/ Tractatus Logico - Philosophicus* 野矢茂樹訳（２００３）『論理哲学論考』岩波文庫
18　Sullivan（1953）邦訳74－107頁
19　Sullivan（1953）邦訳69－73頁
20　中井久夫（２０１８）「詩を訳すまで」『中井久夫集』６「いじめの政治学」みすず書房　189頁

第六章　ミクロコスモスとしての精神

凡人は知る、目下生起中のことを。
神々は知りたもう、未来に隠されていることを。
すべてお見通しなのは神々だけである。
賢人はまさに起ころうとする
未来の事件を意識する。[1]

中井久夫の著作を読むと、そのすべてに共通する「中井性」のようなものを感じるのは、おそらく筆者だけではないだろう。その共通性は、もちろん彼の著作で扱われる主題だけでなく、ひとつひとつの叙述に潜んでいる文学的・哲学的水準で感じ取られる類のものである。とはいえ、彼の膨大な著作のすみずみに潜んでいるその共通の「なにか」を明確な仕方で取り出すことは、精神医学者でもない筆者にとっては分不相応な話である。それでも、ここでは無理を承知で、中井の著作全体を貫いている太い糸の、ほんの切れ端ぐらいは取り出してみたいと思っている。つまり前章までは主に精神科医としての中井の歩みを見てきたが、ここでは中井を思想家として捉え、おぼろげながらもその思想の青写真のようなものをつくることができればと考えている。

そのために、本来であればその思想の歩みを経年順に詳細に検討することが必要なのかもしれない。しかし、私見では、彼の思想はしだいに発展して完成に向かっていった面はあるにせよ、その歩みの最初からほぼ完成したかたちで存在しており、時代と状況に応じてさまざまな形で姿を現したと考えられる。

そこで本章では、歴史的順序で彼の著作を検討するようなことはせず、原理的な著作から応用的な著作へと向かうことで、彼の思想の原理と展開について青写真を描いてみたい。

『世界における索引と徴候』について

最初に一九九〇年に書かれた『世界における索引と徴候』という比較的短い論考を取り上げたい。[2]この論考にはさらに『世界における索引と徴候について』という補論も付されているが、ここでは二つの論文をまとめて「論考」と記すことにする。この論考は、中井が精神科医に転身して以来ずっと取り組んできた統合失調症（分裂病）をめぐる著作が書かれた時期と、その後（とくに阪神淡路大震災後）の外傷性記憶とＰＴＳＤをめぐる著作が書かれた時期の、ちょうど中間期に書かれたものである。

この論考を取り上げるのは、その読解をつうじて両者の時期がどのように結びついているかが理解されるからではない。実際、阪神淡路大震災が起こったことが理由で中井が統合失調症からＰＴＳＤに関心を移した、という図式はあまりに単純すぎる。そうではなく、筆者としてはこの論考のうちに中井の著作全体に共通するひとつの観点、というより哲学がきわめてコンパクトなかたちで表現されていると思われるからである。

微分世界と積分世界

『世界における索引と徴候』は、ニセアカシアの木立を通り過ぎながら、過去と現在、未来へと思考が移り変わっていく途中、ふと我にかえり、「世界は記号から成り立っている」という記号論哲学や認知哲学の前提に疑いを抱き、これまでの精神医学研究の知見とつきあわせながら自問自答を繰り返す、という構成になっている。その筋運びは複雑なので、詳細については読者に直接確認していただくしかないのだが、そこで中井が提出するのは「予感─徴候─余韻─索引」の四つからなる一揃いの組概念である。

この組概念のそれぞれは、理解するのにそれほど難しい概念ではない。たとえば、あるときふと、なにかが起こる「予感」がする。この予感は、たんなる違和感であることもあれば、不安であることもあるだろう。その予感に突き動かされるように周囲に注意を向けると、これまで気づかなかった差異をみつける。その差異は、これから起こる出来事の「徴候」として捉えられる。そして出来事が起こり、目の前を通り過ぎていった後も、その出来事のあざやかな感覚はときおり記憶のなかで現在によみがえり、リフレインを奏でる。それが「余韻」である。そのうちに記憶がおぼろげになり、もはや思い出すこともなくなってから、あるときその出来事の痕跡をみつけると、それが「索引」となって過去の記憶の書物を広げる契機となる。

たとえばプルーストの小説『失われた時を求めて』において、主人公が過去の膨大な回想をくりひろげる契機となったマドレーヌは「索引」であり、そこで思い浮かぶ過去の出来事のひとつひとつがさらなる「索引」となって記憶の世界を広げていくことからこの小説全体が構成される。あるいはキリストの例のほうがわかりやすいかもしれない。天使によるマリアへの受胎告知は「予感」であり、東方三博士を導いたベツレヘムの星は「徴候」であり、キリストが誕生と死を経て復活することは「余韻」であり、そのような出来事のすべてがシンボルとしての十字架や新約聖書という「索引」によって展開されることになる。ようするに、中井のいう「予感―徴候―余韻―索引」の組概念は、出来事をつうじて記憶が構成されるプロセスを意味するものである。それでは、このプロセスがどうして記号論的世界観――「世界は記号である」――への反論となるのだろうか？

その説明をするには、中井が『分裂病と人類』（一九八二）以来しばしば使用する概念である「微分回路」と「積分回路」について触れる必要があるだろう。微分回路というのは、微細な変化からひとつの傾向や将来像を把握する能力（先取り的認知）であり、たとえば漁師が雲の微妙な動きから数時間後の天候を読み取ったり、幼児が母親の微妙な表情の変化から自分にたいする憎しみや無関心を読み取ったりする能力を挙げることができるだろう。反対に積分回路というのは、過去に蓄積された経験にもとづいて現在や未来を把握する能力である。農民が秋に入るころに台風が来ることを予想してビニールハウスを補強したり、サラリーマンが四月初めには入学式や入社式で電車が混雑することを予想して早めに出かけたりすることが挙げられるだろう。したがって、まだ経験の蓄積に乏しい幼児にあっては「微分回路」が優勢であり、逆に老人にあっては「積分回路」が優勢である。

単純化を怖れずにいえば、統合失調症者において、他者の些細な仕草に誇大な意図を感じ取ってパニックに陥るのは微分回路の暴走に相当し、さまざまな他者の言動のどれもがひとつの妄想を裏打ちするような場合は積分回路の暴走に相当する。ここでは中井にしたがい、微分回路的な認知世界を「微分世界」、積分回路的な認知世界を「積分世界」と呼ぶことにしよう。

樹木たちの囁き――比例世界とメタ世界

ここでふたたび先の論考に話を戻すと、「徴候」（およびその前駆的感知としての「予感」）は、微分回路的な認知のあり方であり、つまり微分世界への入口である。他方の「索引」（およびその前に起こるリフレインとしての「余韻」）は、逆に積分回路的認知のあり方であり、つまり積分世界への入口である。しかし中井は、この二つの世界にくわえて、もうひとつの世界、つまり日常世界としての「比例世界」を挙げる。微分世界は、微細な差異に大きく反応する微分回路によって制御され、積分世界は、過去のデータ蓄積にもとづいて常時一定の反応を示す積分回路によって制御される。しかし「比例世界」はそのいずれとも異なり、外界の強度を一定の比にもとづいて、精神が許容・処理可能な強度へと還元する「比例回路」によって制御された世界である。比例回路は、機械にたとえるなら近年のカメラにそなわる、フィルム感度の範囲内で光量を調整する「自動露出」に相当する回路であり、私たちの精神を「日常世界」のうちに安定させるのは、この回路の働きである。したがって「比例回路」とは、ブランケンブルクのいう世界の「自明性」を維持し、定型化されたルーティンとありふれた事物からなる日常世界を成り立たせる機能であるといえよう。中井によれば、記号論的世界観が通用するのは、この日常的な「比例世界」だけであり、かりに「比例世界」が実在する唯一の世界とみなされるのであれば、微分世界と積分世界はいずれも「メタ世界」とみなされる。

この図式を理解するには、積分世界よりも、微分世界と日常世界の関係を考えるほうがわかりやすい。たとえば山口耀久が八ヶ岳連峰で下山中に道を見失ったときの様子を綴った『北八ッ彷徨』の一節を読むと、誰しも似たような経験に思い当たるのではないだろうか。

立ち止ってまわりを見ながら、私は急に不安になった。問題の分岐などには関係のない、ぜんぜん別の道に迷いこんだのではないか、という不安である。もう一度、この道はたしかにきのう通った道だと思いなおそうとしたが、こんどは自信がなかった。すでに記憶は混乱していた。見おぼえのあるような、ないような樹々が、私をとり巻いて立っていた。頭の奥で神経がジーンと鳴っているのが感じられ、自分の心臓の鼓動がこめかみにひびいた。

そういう時である。しびれるような森のしじまの中から、なにか眼に見えないけものたちや、年老いた樹木たちの囁きが、ひそひそと聞こえだすのは。[3]

私たちが日常的に安心して住まう比例世界は、予想外の出来事（ここで挙げた文章では指標となる「分岐」を見失ったこと）により、あるいは海外旅行のような非日常的な出来事のなかで、しばしば容易に崩れ落ちる。そのとき私たちは、これまで当たり前に親しんでいた世界が得体のしれない不気味な世界へと突如として変貌するのを目の当たりにし、うろたえつつも、自分の感覚すべてが目の前の光景のすみずみに集中することを感じる。

ときに「眼に見えないけものたち」が目の前にあらわれ、沈黙のうちに「樹木たちの囁き」が耳に入ってくることもあるだろう。統合失調症の幻覚や幻聴はその世界で起こる出来事である。しかしここで例に挙げた文章を読んで、その作者を統合失調症とみなす読者はいないだろう。なぜなら、この文章は詩的言語による文学的表現だからである。中井は「詩とは言語の徴候優位的使用によってつくられるもの」であるという。つまり詩人は、詩的言語をつうじて微分世界というメタ世界のうちに、五感を超えて「徴候」をとらえる人であり、それにもとづいて日常世界の背後にあるもうひとつの世界、つまりメタ世界――通常は精神世界と呼ばれるかもしれない――を明らかにする人だからである。

なかには、まったくうろたえることなく「徴候」の森の奥深くを手慣れた様子で探索する人、自由自在に比例世界と微分世界を往復することができる人もいる。それは、たとえば熟達した狩人や探検家である。中井は、そのような狩人や探検家を、先ほどの詩人と同様に、カルロ・ギンズブルグのいう「徴候的知」を使いこなす者とみる。つまり詩人は、言語的水準における微分世界の狩人あるいは探検家とみなされるし、反対に狩人や探検家は物理的・感覚的水準における詩人とみなされる。あるいは本論の冒頭に掲げたカヴァフィスの詩におけるシャーマン(賢人)もそうである。シャーマンもまた、亀甲の割れ目や星空の変化のうちに「徴候」を認知し、未来を先取りして認知するからである。

非記号論的世界

そうであれば、日常的で自明な比例世界における記号と、微分世界を表現する詩的言語を同じ「記号」とみなして同列に捉えることはできない。というのも、比例世界とメタ世界(微分世界あるいは積分世界)は、互いに次元の異なる世界だからである。比例世界における通常の記号は、同じ比例世界にある別の記号に対応する。たとえば赤信号(という記号)は、交通法規に記された条文(という記号)に対応している。しかし詩的言語の記号は、たとえその記号を受け取る私たちが比例世界にいるとしても、それが対応しているのは別の次元にある微分世界の出来事であり、あるいは微分世界のすべてである。またプルーストの『失われた時を求めて』のマドレーヌは、比例世界においては「菓子の一種」を意味する記号であるが、それは積分世界の「索引」として、記憶のうちにあるさまざまな出来事を展開するものであり、一定の記号と対応したものではないからである。

もうすこし詳しくいえば、記号論的世界観において、ひとつの記号はつねに他の記号を参照することで、無数の記号からなる安定した日常世界（比例世界）をつくりあげる。しかし詩的言語の場合は、そのような記号のネットワークの一要素でありながらも、その詩的言語が参照するのはその世界の内部にある別の記号ではなく、そのメタレベルにある別の「世界」なのである。つまり詩的言語は日常世界とは別の世界へとつながるドアであり、異界への入口である。別の言い方をすれば、詩的言語が意味するのは他の記号ではなく、それ自体の内に含んだ世界全体である。いわば詩的言語は、ハムレットの台詞である「胡桃のなかの世界」のように、ひとつのミクロコスモスとして捉えられるべき言語なのである。

異次元間の移行としての記憶のプロセス

このように『世界における索引と徴候』の議論を理解したとき、先ほどの「予感―徴候―余韻―索引」のプロセスは、たんなる時間的経過としてではなく、微分と積分という数学的計算が文字通りに意味すること、ようするに次元の移行プロセスとして捉えることができる。ゼロ次元の「点」を積分すれば一次元の「線」となり、さらに積分すれば二次元の「面」となる。逆に二次元の「面」を微分すれば一次元の「線」となり、さらに微分すればゼロ次元の「点」となる。たとえるなら詩人や狩人や統合失調症者は、平板な「面」に相当する日常世界から、微分回路的認知により、「線」としての微分世界へと移行する。逆に、平板な「面」である日常世界は、積分回路的認知により、三次元の「立体」としてのパラノイア的ないし抽象科学的な、いわば超世界的な「世界等価物」あるいはその「類似物」へと移行する。[4]

このような前提に立って「予感─徴候─余韻─索引」のプロセスをとらえなおすと、まず二次元の「面」としての比例世界においては実体のない「点」を「予感」によって捉え、さらに微分的認知回路をつうじて「線」を「徴候」として認識する。さらに、その後で起こった出来事を記憶のなかで反復する（余韻）ことをつうじて積分的認知回路を作動させ、ついには味気のない平板な「索引」となっていく。しかし、そのような限りなくたんなる記号にすぎなくなった「索引」も、微分回路的認知によって、そこに内包されたメタ世界を展開し、過去の出来事をまざまざと目の前に浮かびあがらせる。

このように「予感—徴候—余韻—索引」という時間的経過を、異なる次元の世界のあいだの移行として捉え、そのような仕方で「記憶」を捉え直したとき、それは中井久夫の死生観とも深く結びついていることがわかる。

しかし、人は二度死ぬといいます。二度目は、その人を記憶している人が皆いなくなるときです。[5]

つまり、一度めの死によって人は「作品」となり、そして時を経てもはやその「索引」を開く者がいなくなったとき、二度めの死が訪れる。このように中井久夫の経験的時間＝世界論として展開された「予感—徴候—余韻—索引」の組概念が示す論理は、いわば人間にとっての「生きられる時間」（ミンコフスキー）をもっとも微細な経験において考察したものであり、したがってその論理は、より巨視的な観点から展開される可能性を示唆している。いいかえれば「世界における索引と徴候」は、それじたいが中井の仕事全体の「徴候」として捉えられるものではないだろうか。以下、そのことを確認してみたい。[6]

『分裂病と人類』——その歴史哲学

「予感―徴候―余韻―索引」を先述のプロセスとして捉えなおすとき、私たちは『世界における徴候と索引』より八年前に書かれた、『分裂病と人類』で示された人類史的観点との相似に気づかざるをえない。

『分裂病と人類』で展開される歴史は、かんたんにまとめれば次のようなものである。狩猟採集時代には、風や森のかすかな差異のうちに徴候を認知する「微分回路」が人類において優位性をもっていた。しかし、農耕と定住によって計画性や統治、貯蔵が求められるようになってくると「積分回路」が優位となり、かつて人間社会を主導してきた微分回路優位者、あるいは中井によれば「分裂病親和者」は、シャーマンや学者、探検家などの特殊な職業に就くほかは「隠れて生き」なければならない存在となり、近代化とともに「患者」として扱われるようになっていく。

このように本書で描かれる歴史は、大雑把にいえば分裂病（統合失調症）をめぐる自然と人間の関係史であり、先ほど挙げた「世界における索引と徴候」で論じられた個人の記憶における「予感―徴候―余韻―索引」のミクロな時間的プロセスを、分裂病親和者（徴候世界の住人）を鍵概念にして、人類史というマクロな時間的プロセスへと拡張したものである。ようするに『分裂病と人類』は、中井が現在の分裂病者を「索引」として、歴史の書物を開きなおした著作である。

農耕文明以前の狩猟採集文明における分裂病親和者は、この歴史の書物では「予感」に相当し、農耕文明がはじまり「比例世界」が成立すると、そこで分裂病親和者はシャーマンや探検家などの特殊な職業に就くことで微分的認知能力を活かす道をみつけるが（徴候）、さらに産業文明がはじまり近代国家が成立すると、時代状況のなかでたびたび彼らは微分的認知能力を発揮して活躍するものの（余韻）、現代が近づくにつれその能力を発揮することができなくなり、いわば社会的な「死者」として病院に閉じ込められる（索引）。

このように考えてみれば、『分裂病と人類』が歴史書だとすると、「世界における索引と徴候」で展開された論理はその歴史哲学、より正確にいえばミクロ歴史哲学と言えよう。

寛解過程論について――カイロス的時間

中井が精力的に取り組んだ統合失調症の発症から治癒にいたる過程にかんする多くの論考、つまり二章で触れた彼の寛解過程論をふたたび取り上げることにしよう。寛解過程論の内容については先の章に譲るとしても、この時期の一連の中井の仕事には精神医学や病理学はもとより、量子力学から生態学、言語学にいたるまで、当時としても最新の諸科学の知見が取り入れられており、寛解過程論のすべてを包括するような仕方で検討するのは、ここでは止めておく。むしろ、そうした学際的な諸々の知見の背後に、それらを結ぶ糸がないかどうかを探してみよう。そうすると、やはり寛解過程も「予感(発症に先立つ前駆現象)――徴候(発症)――余韻(治癒のはじまり)――索引(治癒)」のプロセスとして捉えられていることがわかる。寛解過程論に当時のウィルス学と免疫学の知見が影響を与えていることについては、すでに四章で述べたので割愛するとしても、ウィルスが人体に潜り込んで発症させ、最後には人体の免疫システムのうちに記憶されるプロセスもまた、ウィルスにとっての「生きられる時間」の経過であり、先ほどの記憶と同じ論理で理解されることを付け加えておくべきだろう。

ここで注目したいのは、中井が時間を二種類にわけていることである。ひとつは日常的な「比例世界」における時間、あるいは物理的時間としての「クロノス的時間」であり、もうひとつはメタ世界における人間的時間としての「カイロス的時間」である。急性分裂病状態において問題となるのは、このカイロス的時間である。

> 急性分裂病状態においては、空間構造に比して時間構造は一般にそこなわれない（例外は後述）とはコンラートの言である。しかし、このコンラートの指摘があくまでクロノス的（物理的）時間に限ることは是非ともいっておかねばならないことである。これに対してカイロス的（人間的）時間は崩壊する。すなわち、過去と未来を現在の相において統合する〝歴史的認識〟（「現在は過去を担い未来をはらむ」――ライプニッツ）は解体する。したがって、すべての系列的に進展する過程は停止する。[7]

そしてカイロス的時間は、人間の自己身体イメージや構成的空間認識（自己の内面を外界に投影する仕方で構成される空間認識）、つまり「生きられる空間」の認識と深い結びつきをもっていることが指摘されたうえで、その時間における経験が以下の傍注のうちに手短に説明される。

カイロス的時間においては予感は次第に意識の中にうかびあがり、ためらいつつ言語化され、より大きな文脈の中で修正され、行動化され、記憶され、回想のうちに消え去る。[8]

この短い一文のうちに、『世界における索引と徴候』で展開された「予感―徴候―余韻―索引」のプロセスがほぼそのまま記されていることは明らかである。「ほぼそのまま」と言ったのは、ここには「索引」に相当する段階が抜けており、ただ「回想のうちに消え去る」段階で終わっているからである。いずれにせよ、寛解過程論において重視されるのは、崩壊したカイロス的時間をふたたび生成させることである。『分裂病と人類』において狩猟採集社会の分裂病親和者が農耕社会や産業社会のなかで居場所を失って「隠れて生き」なければならなくなるように、また『世界における索引と徴候』において微分世界(メタ世界)が比例世界への移行において別の次元へと姿を隠してしまうように、統合失調症の寛解過程において微分世界の「生きられる時間」としてのカイロス的時間は、日常的な比例世界におけるクロノス的時間の背後に隠れながら流れている。しかし、日常的な比例世界、すなわち社会制度に縛られた世界からの圧力があまりに激しくなると、そのカイロス的時間はついに崩壊してしまう。

したがって先に述べたように、カイロス的時間が自己身体イメージや身体感覚の内的リズムからなる世界像と深く結びついている以上、カイロス的時間を回復するためには、患者を社会制度へ適応させる前に、自己身体イメージや身体感覚を回復させなければならない。[9]

> （寛解過程前期の）社会的行動の稚拙さは、この時期における身体感覚の覚束なさと、少なくとも周囲の範囲におけるカイロス的時間の再生の不十分さとに関連づけうる事態であろう。この時期において、周囲が強引に社会的行動を強いるならば、病者はみずからの内的リズムに対する感覚を失う。彼はいわばクロノス的時間の奴隷となり、もはや直接の外的強制によらずしては行動することが困難となる。[10]

時間から空間へ――『治療文化論』

ここで注意したいのは、これまで述べた中井のミクロ歴史哲学とでも言うべき時間論が、メタ世界としての身体とその「生きられる空間」に結びつけて論じられていることである。つまり「予感―徴候―余韻―索引」のプロセスが生じるカイロス的時間は、メタ世界としての身体的空間を流れる時間である。

三章で述べたように、寛解過程論において中井は、身体的空間がたんなる物理的空間ではなく、身体感覚や内的リズムからなる、一種の音楽的空間であることを示唆している。つまり人間身体は、ユクスキュルが描いたダニとその周囲の環境世界のように、人間精神とそれを取り巻く自然・文化環境を結ぶ中継点、あるいは精神・身体・環境のさまざまなリズムの共鳴器として捉えられる。

そのように考えれば、身体と自然・文化環境の結びつきの観点から、あらためて精神医学の理論を再構築する可能性が開かれる。そのような議論を展開したものが、『治療文化論――精神医学的再構築の試み』(一九八三)としてまとめられた、八〇年代の中井が取り組んだ文化精神医学の領域での仕事である。

文化依存症候群と普遍症候群

『治療文化論』で扱われるのは、主に「文化依存症候群」と呼ばれる、特定の文化・地域においてみられる特殊な精神疾患である。たとえば、かつて日本でよく報告された「狐憑き」や「犬神憑き」のような憑依現象がある。またステファン・ツヴァイクの小説で知られ、主に東南アジアでみられる、無差別殺人から自殺へと向かう「アモク」をはじめ、地域の文化と結びついた特殊な症状を示す多くの事例が、文化依存症候群として分類される。

こうした症状は、近代化が進展するにつれて消失していくと考えられており、事実、近代精神医学においては後進諸国にみられる特殊な事例と考えられてきた。しかし、欧米の近代精神医学が対象としてきたヒステリーや統合失調症は、とりたてて文化に依存した特殊な症状とはみなされていない。つまり、近代精神医学が対象としてきた主要な症状は、いわば「普遍症候群」として暗黙のうちに了解されてきたわけである。

ここで中井は、そのような了解にはヨーロッパ中心主義が潜んでおり、「文化依存症候群」という病名そのものが「ヨーロッパは普遍的で他の地域は特殊である」という偏見を示しているのではないか、と疑義を呈する。そうであれば、逆にこれまで近代精神医学で扱われてきた「普遍症候群」を「ヨーロッパ文化依存症候群」と捉えなおすことで、ヨーロッパ中心主義の歪みを正し、精神医学を再構築することができるのではないか？　この問いが中井の『治療文化論』の出発点である。

空間、文化、精神——ミクロコスモスとしての精神

中井は、近代都市文明に依拠した「普遍症候群」と比較したとき、文化依存症候群の特徴は「ほとんどが心因反応の枠内に収められるという顕著な事実」にあると述べ、次のように説明する。

文化依存症候群は一般に、人間＝環界複合の破断によって起る、比較的直接に理解しうる（それゆえに「心因」）、激烈だが短期かつ可逆的な過程（それゆえに「反応」）より成る比較的良性の病いである。[11]

つまり文化依存症候群は、周囲の自然・文化・社会環境の変化により、きわめて強烈なストレス状態に陥ることで、環境世界と精神の結びつきが崩れたときに起こるわけだが、しかし、その結びつきは（しばしば新たなかたちで）再構築されることが可能であるため、可逆的なのである。このような中井の文化依存症候群についての説明に、先の寛解過程論が別の仕方で展開されていることを見て取ることは難しくない。つまり文化依存症候群においては、自然・文化・社会環境がメタ世界を構成しており、そのメタ世界とそこでの時間（カイロス的時間）が壊れることにより、症状が生まれるのである。逆にいえばメタ世界とそのカイロス的時間が回復されれば症状が収まる、つまり寛解過程を歩むはずである。

その一例として中井が挙げるのが、天理教祖の中山みき（一七九八－一八八七）である。中山みきは、江戸時代末期の黒船来襲時という激しい社会変動の時代に、突如として一種の憑依現象に陥り、「われは天理王命なるぞ」と宣言する。中井はこれを発病とみなすより、一種の自己治癒とみなすべきだろうと考える（中井はその観点から「個人症候群」という考え方を提案する）。つまり中山みきは、自身の精神とメタ世界との結びつきがいったん壊れた後、自分が「天理王命」であるような新たな世界との関係のうちにその結ぶつきを回復した、と捉えるのである。ここで中山みきに生じた変化は、精神と環境世界の結び目で起こる変化である。そして精神と環境世界を根底で結んでいるのは、身体の音楽性に支えられた一種の神話的宇宙観、つまりコスモロジーである。

しばしば異質なものとの衝突と融合から出発して自家製のコスモロジーがある日おおむねにわかに誕生する。この時期は外面的には自己抑制的、抑うつ的でむしろめだたぬことが多い。おそらく生成過程にあるコスモロジカルなものが、「異質なものがはらまれつつある」という予感となり、次第に外圧は内在化される。[12]

『世界における索引と徴候』における個人の記憶プロセスにおいては、「予感」は最終的に「索引」となって、個人の記憶を開くカギとなって静止する。しかし中山みきのような「世直し」の改革者の場合、予感とともに生みだされたコスモロジーは、新たな世界像として具体化され、それにもとづいて世界全体をつくりかえる原動力となる。この中山みきのような例を、中井はエレンベルガーのいう「創造の病い」の一例とみなし、科学的・宗教的な発明にみられる創造的行為を説明するものと考える。そして科学的・宗教的な発明は、文化依存症候群の枠内で理解されるのではないかと提言している。

ここで注目したいのは、中井が奈良盆地を探索し、その自然・文化的環境と空間のうちに、中山みきの内部で生まれたコスモロジーがどのようなものであったかを考察したことである。つまり中井は、大和朝廷の時代が終わるとうち捨てられ、文化的荒廃がつづく奈良盆地の歴史的・自然的景観をメタ世界として、中山みきの奥底に潜んでいたコスモロジーを明らかにしようとしたのである(中井はそれを地図のうちに描き出している)。

これ以上の詳細は『治療文化論』を読んでいただくとして、ここで筆者が言いたいのは、中井が中山みきの分析をつうじて、マクロコスモスとしての環境世界と、それを内包するミクロコスモスとしての精神を、根底において連続したものと考えていることである。つまり精神の内部と外部は、根本的に区別されることがないのである。中井にとって精神は、コスモロジーと身体の内外の感覚をつうじて世界とつながっており、双方向に変化をもたらしあうものである。ただし、その変化は水面に波を立てるように同じ次元で伝わるわけではなく、むしろ点から線へ、線から面へ、面から立体へという仕方で(あるいはその逆)、次元を変えながら、「生きられる時間」と「生きられる空間」のなかを伝わるものである。

＊

以上、この章では中井の『世界における索引と徴候』を糸口として、とくに彼の主要業績とみなされる精神医学史（『分裂病と人類』）、寛解過程論、治療文化論について駆け足ではあるが、そこに通底する思想を素描してみた。もちろん中井の業績はこれらに限られるものでなく、後期のＰＴＳＤ論や文化論、社会論、看護論など、数え上げることができないほど幅広い。それでも、それら多くの著作の根底に潜んでいる共通の思想を、ここではおぼろげながらではあるけれども垣間見ることができたのではないかと考えている。

注

1　カヴァフィス「しかし賢人はまさに起ころうとすることを認知する」中井久夫訳『現代ギリシャ詩選』みすず書房　54頁
2　中井久夫（２０１７）『中井久夫集』３「世界における索引と徴候」みすず書房
3　山口耀久（２００８）『北八ッ彷徨』平凡社ライブラリー　174頁、最初の刊行は１９６０年。
4　この論文に先立つ寛解過程論（「分裂病の発病過程とその転導」）における、分裂病者の自我同一性の獲得のあり方についての議論を参照。
5　中井久夫（２００５）『関与と観察』みすず書房　269頁

6　じつは筆者は中井本人にこの点を確かめたことがある。つまり、『世界における索引と徴候』で展開された論理は、「分裂病と人類」や寛解過程論などの他の仕事より後に書かれてはいるが、実際にはそれら他の著作より以前から、おそらくかなり若い頃からその論理は潜在的に確立されていたのではないか、と。それにたいして中井が「そう。そう思ってくれていいよ」と回答したことが、本論の下敷きになっている（本書第一部「対話」を参照）。

7　中井久夫（1974）「精神分裂症状態からの寛解過程――描画を併用した精神療法をとおしてみた縦断的監察」『中井久夫著作集』第1巻「分裂病」岩崎学術出版社　140頁

8　このような視点から見ると、中井が「寛解過程論」を描画療法の実践から構想していった理由も明らかである。中井は描画療法のプロセスを、比例世界から出発して微分世界をくぐりぬけ、積分世界とのあいだを振動しながらふたたび比例世界へと回帰するプロセスと捉えている。これらの世界のあいだの通路が「夢」や「描画」であり、治療者はこの通路を確保することが必要となる。「寛解過程論」では、このプロセスは発症過程－急性期－臨界期－寛解期という流れで記述されているが、これは「予感―徴候―余韻―索引」のプロセスと完全に対応している。このプロセスでは、患者がみずからの内的リズムを回復し、それによってカイロス的時間を再生することが重要である。もし、このときに強引に社会適応を迫れば、内的リズムの感覚が失われて患者は「クロノス的時間の奴隷」となり、患者のなかに宿った世界（宇宙）が流産することになる。

9　中井（1974）140頁

10　中井（1974）170頁

11　中井久夫（1990）『治療文化論――精神医学的再構築の試み』岩波書店（初出「概説――文化精神医学と治療文化論」（1983）『岩波講座精神の科学』第8巻所収）38頁

12　中井（1990）43頁

第七章　生命、こころ、世界――現代的意義について

この章では、先の章で述べた中井久夫の著作に共通する思想について、哲学的な意義を探るとともに、現代世界において中井久夫の仕事がどのような意義をもっているかを考えてみたい。

自然哲学者としての中井久夫

先の章では、「予感―徴候―余韻―索引」の組概念を糸口として、彼の著作に共通して流れている思想を浮き彫りにしようと試みた。そこで示された思想は、哲学的にはどのように位置づけられるのだろうか。

まず言えることは、中井久夫の思想は、西欧哲学の文脈では「自然哲学」と呼ばれる領域に属するということである。自然哲学とは、おおざっぱにいえば自然を第一の原理と見なす思想であり、広くみれば世界中の古くからの宗教思想もそれに属するが、西欧哲学の系譜にかぎっていえば、それは古代ギリシャのアリストテレスに源流が求められ、近代において多くの科学分野で否定された考え方である。

アリストテレスは、万物を「可能態」から「現実態」へと移行する過程として捉え、現実態のうちに可能態が内包されていると考えた。たとえばヒノキの種子のひとつひとつは、その内側に未来のヒノキの成木を宿している。サケの卵であるイクラの一粒は、その内側に未来のサケの成魚を宿している。この場合、種子やイクラが現実態であるとすると、その内側にある未来のヒノキやサケは、その可能態である。種子に内包された可能態としてのヒノキの成木が、成長して現実に成木になるとき、それは可能態から現実態への移行として捉えられる。つまり、生物の成長過程と同じ論理で世界を捉えるのである。そこにはまた、個々の物体に生命が宿るとみなす、アニミズム的思考の特長も残っている。

中井もまた、記憶や精神疾患、歴史を一種の移行過程として捉えており、そこに生命体の論理を重ねていることは、すでにウィルス学の影響についての箇所で述べたとおりである。しかし、当然のことだが、中井の思想的特徴は、アリストテレスのような古典的哲学の論理にとどまるものではない。サイバネティクスや言語学、量子力学の知見を駆使する中井の議論は、むしろ近代あるいは現代の自然哲学に位置づけられるものである。

歴史的に自然哲学に死刑を宣告したのは、デカルトの物心二元論とそれに依拠した近代科学、近代社会思想である。物心二元論によってデカルトは、精神と物質を区別し、自然界の事物を生命のない「物質」へと還元し、物質機械として自然や人間身体を捉える科学的思考に道を開いた。それによりアリストテレス的な生命的自然観、つまり物質も含めてすべては生成変化の過程にあり、個々の事物はその内側に変化の原因を宿す、という考え方は否定された。そしてホッブスはデカルトに依拠することで社会契約思想を創始し、近代社会制度の基盤をつくった。

しかし西欧哲学においては、デカルトの物心二元論に反対し、アリストテレス由来の自然哲学を近代的な観点から再構築する試みがつねにおこなわれてきた。その代表的思想家が、スピノザであり、ライプニッツである。正確に説明する余裕はないので、誤解を承知でおおざっぱにまとめると次のようになる。

スピノザは『エチカ』において、神学的な議論のなかで、当時としては最新の幾何学を利用して、自然哲学を再興した。スピノザによれば、神は無限の属性をもつ唯一の「実体」であり、私たちのいる物質と精神の二属性からなる世界は、すべてが神の現れ（様態）である。これを現代的な仕方で言いなおしてみよう。三次元の立方体を展開すると、六つの四角形からなる二次元の平面図となる。つまり立方体という「実体」にたいして、その展開図の六つの四角形はどれもその現れ（様態）である。同様に、無限次元の実体である神を、最終的に（物体と精神の）二次元にまで展開すれば、この世のすべての事物として現れる。このようなスピノザの思想は、神と自然を同一視する点で汎神論と言われ、古代哲学に新たな命を吹き込んだものと考えられている。

他方でライプニッツは、そのような次元間の移行について、代数的な仕方で取り組んだ。つまり微積分学である。四次関数は、微分によって三次関数に変換され、積分によって五次関数へと変換される。そして世界を超高次の関数とみなしたとき、そのグラフの曲線上の大きさのない一点（モナドと呼ばれる）の傾きは、微分によって、ひとつ次元を下げた関数として求められる。つまりモナドは、微分によってそれより次元の下の関数（メタ世界）をいくらでも開きつづけることができる「宇宙全体を映し出す永遠の鏡」（ライプニッツ）なのである。

このような非デカルト的な近代自然哲学の観点、つまり次元の移行として生成変化を捉える観点は、先の章で述べた中井の観点にかぎりなく重なる。実際、中井は「世界における索引と徴候」において、現在の意識としての「私」と、過去の経験すべての感覚記憶としての「メタ私」の関係について、こう記述している。

私は私の〈メタ私〉をじゅうぶんに知ることができない。知ろうとする試みの多くは幸いにも挫折する。それは、三次元の図形が二次元に還元しえないのと同じである[1]〈メタ私〉すなわち私の記憶の総体の全部が同時に現前すれば、すなわち私の感覚と記憶のすべてが全開となれば、私は端的に壊れるであろう。[2]

日常世界としての比例世界が、微分回路的認知によってメタ世界としての微分世界へと移行することも、同じように次元の異なる世界への移行プロセスとして捉えられる。また、微分回路的な「予感─徴候」がしだいに微分回路的な認知によって「余韻─索引」へと移行するのも、認知経験における同じく、次元の移行プロセスである。

ここで筆者は、中井がライプニッツやスピノザに直接的な影響を受けたと言いたいわけではない。そうではなく、中井はもともと抱いていた古典自然哲学的な世界観を、物理学徒との対話のなかで発案した「微分回路／積分回路」の概念によって、ライプニッツ＝スピノザ的な近代自然哲学的な世界観へと移行させ、しかも両者の哲学から直接の影響を受けることなく、それを独自の仕方で現代の思想として構築した、というのが正しいと思われる。

現代思想との関連

このような非デカルト的な自然哲学は、現代においても脈々と生き残っているどころか、むしろ近年ますます重要性が増している。

たとえば一九世紀末から二〇世紀にかけてフランスで活躍したベルクソンもまた、アリストテレスの自然哲学を、当時の自然科学的知見を取り入れつつ、現代的な仕方で復活させた。とくにベルクソンの「時間」と「持続」の区別は、まさに中井の「クロノス的時間」と「カイロス的時間」の区別とほぼ同一である。また時代的にも思想的にもベルクソンときわめて近い位置にあり、ライプニッツから大きな影響を受けたガブリエル・タルドの「発明」にかんする理論は、中井の『治療文化論』における中山みきの宗教的発明の説明とほぼ同一であると言ってよい。

このような観点から中井の思想を捉えると、もっとも近い位置にあるのは、二〇世紀後半に、ライプニッツやスピノザの研究で知られるジル・ドゥルーズとコンビを組んで独自の思想をつくりあげた、精神科医のフェリックス・ガタリであろう。ガタリもまた、統合失調症（分裂病）の治療経験にもとづき、その治療論を哲学的な仕方で社会理論やエコロジー理論へと拡張した思想家である。精神医学の治療者としての職務に忠実で、自分の職務を超える領域の仕事には（文学的著作を別として）あまり手を出さなかった中井と、政治活動や社会革命に熱心に取り組んだガタリには、関心対象や資質に違いはみられるものの、驚くほど両者の論理や図式に共通点がみられる。[3]

このように中井の思想を哲学的系譜のうちに位置づけると、それは現代の自然哲学と呼ぶべき思想であり、しかも西欧哲学の正統な系譜の内部からではなく、日本の精神医学という特殊な文脈のなかで独自の仕方で編まれた思想であると言えよう。しかし、だからといって普遍性がないというわけではない。むしろ、中井が『治療文化論』で述べたように、西欧思想そのものが西欧文化依存型の思想であると考えれば、近い将来には広く東洋・西洋を含む世界全体の自然哲学のなかに、西欧の自然哲学も中井の思想も並んで位置づけられるべきであろう。

それはともかく、産業資本主義の発展による自然・社会・文化的破壊が近年ますます深刻化するなか、また、それらの破壊の根底にあるデカルト的自然観を乗り越える必要性が叫ばれるなか、中井をはじめとする自然哲学の系譜にある思想は（ますます機械論的な方向に精神医学も哲学も進んでいることは皮肉ではあるが）これからさらに重要性が高まっていくだろうし、中井の思想もそのような観点から読み直される必要があると思われる。

中井久夫の現代的意義について

とはいえ、このように中井の思想を（とくに西欧の）哲学的な文脈のうちに位置づけることに、筆者としてはそれほど意味があるとは思っていない。また、中井は精神医学の専門家としての著作だけでなく、多くのエッセイで社会現象や社会のあり方を問題にし、知見を述べている。そう考えると、先に述べたような西欧哲学の系譜に中井の思想を位置づけるだけでなく、それらも含めて中井の思想を体系化することができるかもしれないと思えてくる。

しかし筆者としては、そのような体系化もあまり意味がないと考える。それはニーチェの（断片的な）著作をひとつの哲学体系として再構築するようなもので、それでは各著作に潜んでいる生命の火を消してしまい、あたかも生きている人間を殺して墓（索引）に押し込めるかのようなものである。むしろ必要なことは、中井の仕事を「索引」――過去の記憶――としてではなく「徴候」――未来への指針、あるいは未来の思想――として読み解くことではないだろうか。

実際、（安永浩や木村敏など、同時代に分裂病研究で優れた成果をあげた研究者たちにも当てはまるのだが、とりわけ）中井の仕事は、「徴候」として読む必要があると思われる。たとえば筆者は、ずいぶん前から自分の授業でときおり風景構成法（中井が考案した心理テストの一種で、山と川、家、自分など里山の風景を描かせる）を学生にさせてみるのだが、[4] 年を追うにつれて学生たちの描く風景は、山も川も単調で平板になり、畑も橋も道もなく、周囲に他の家もなく、人が暮らせるとはとても思えない風景になっており、私がかつて学生時代に心理学の先生から教えてもらった統合失調症患者の絵の特徴を十分に備えたものになっている。古手のカウンセラーには「いまの若者は一昔前なら統合失調症と診断されただろうね」と言う者もいるようだが、私がみるかぎりはそういうことはなく、学生たちはまったくの健常者である。

むしろ私の考えでは、両者の絵が類似するのは、現在の学生たちが直面している社会的条件が、かつての統合失調症患者が直面した精神的条件と重なっているからである。高度に都市化・消費社会化した現在、若者たちの多くは都会のマンションに住み、都市の職業につき、もはや里山の暮らしなど想像もつかない状況になっている。生活の基盤がブラックボックス化し、高度に抽象化したことにくわえ、コミュニティとは無縁の孤立した生活を営むのが普通である。そういう現在の若者たちに、そもそも里山的生活の光景など描けるわけがないのだ。

話が逸れてしまったが、先のことを言い換えると、江戸末期の中山みきのコスモロジーが天理教による世直しとして具現化したように、かつての統合失調症患者のメタ世界が現在の私たちの世界の姿へと具現化したと考えるべきであろう。中井の言い方を借りれば、「次元がひとつ上がった」と言える。実際、学生たちの描く殺伐とした里山の風景は、地方の過疎・高齢化と切り捨てが進むなか、確実に近い将来には現実のものとなると思われるからである。

これはよく考えてみたら当然のことである。つまり、かつての統合失調症患者の絵に精神的領域におけるカイロス的時間（とメタ世界）の崩壊が現れていたのだとしたら、現在の若者たちの絵には社会的領域におけるカイロス的時間と（とメタ世界）の崩壊が現れているからである。その崩壊は、ますます実学化していく教育領域における芸術や人文学的領域の縮小にも現れているし、開発によってますます窒息させられている生物環境にも、仲間たちとメタ世界を共有し育みあえるはずのコミュニティや空間の喪失にも、カイロス的時間を展開させる余裕もない労働や学校生活（まさしく「踊り場のない階段」[5]！）にも、つまり社会のあらゆる領域に現れている。かつてとくらべ現在では、ますます比例世界とそのクロノス的時間が優位となっていることについては、中高年なら誰もが思い当たるだろうし、それは中井自身が精神疾患の背景として警告しつづけてきたことである。

そうであれば、現在生じている社会問題について、かつての分裂病患者の治癒過程や治療の考え方から多くのことを学ぶことができるのではないだろうか。実際、引きこもりの若者たちのケアや衰退した地域の再生、さらには生態環境の復元といったさまざまな領域で、場所づくりやネットワークづくりが提唱されるようになっている。それらは、かつて中井氏が分裂病患者の治癒過程や治療の手引きのなかでしばしば言及した内容と、不完全ながらもすでにモデルとして類似している面がある。

また現在のますます進展する都市化とそれにともなう環境破壊についても、少子高齢化によってすさまじい速度で寂れていく地方都市についても、たんに社会的・経済的・生物的な観点から捉えるだけでなく、精神的次元の問題として捉えなおす必要も生じている。というのも近年の家族崩壊や虐待、無差別殺人といった精神疾患をともなうさまざまな事件の背後には、現代の人々の精神が深いところで崩壊しつつあることが見て取れ、中井の観点からすると、それは環境世界と精神の結びつきのうちに大きな問題が生じていることが予想されるからである。

そうであれば、私たちは中井久夫が取り組んだ精神医学の領域における仕事とその思想を、完成された体系のうちに閉じ込めてしまうのではなく、いまや社会全体（さらには生物界も）という次元を上げたレベルで生じている問題の「治癒」と「回復」のための手引きとして、継承することができるはずである。つまり「こころ」と「世界」をともに「生命あるもの」として捉え、崩壊したそれらの関係をふたたび回復させることに正面から取り組んだ中井の仕事は、現在の私たちが崩壊しつつある「こころ」と「世界」をふたたび

「生命あるもの」として取り戻すために、きわめて重要な参照点となるはずである。

精神世界の「探検家」として中井がたんねんにつくりあげた探索報告を手引きとして、私たちもみずから探検家としてさらに別の世界を探索し、さらなる報告を重ね、メタ世界——それは潜在的な精神世界であるだけでなく、可能的な実在世界でもある——の地図を広げていくこと。私たちもそれぞれの分野で、新たな実験をおこなっていくこと。そうしたことこそは、中井の著作が現在の私たちに呼びかけていることのように思われるし、中井が精神科臨床においてもっとも重視していた「実験精神」[6]を受け継ぐことであるように思われるからである。

注

1　中井久夫（2017）『中井久夫集』3「世界における索引と徴候」みすず書房

2　中井久夫（2018）「詩を訳すまで」、『中井久夫集』6「いじめの政治学」みすず書房　190頁

3　ここでは哲学的観点から中井の思想を比較・検討する紙数の余裕がないが、ひとつだけ、たとえば難解で知られるガタリの『分裂分析的地図作成法』に示される基本図式の四象限、すなわちU（宇宙）、F（流れ）、T（実存的領土）、P（抽象機械の門）のそれぞれは、中井が安永浩のファントム空間理論を「予感—徴候—余韻—索引」図式で再解釈した補論の図式を参照すれば、容易に対応付けが可能である（というより、ちょっとした変換をすればほぼ同じ図式になる）。さらにガタリが記号に関する考察で提示した「冗長性インデックス」や「リトゥルネル」という概念も中井の索引（インデックス）、

余韻（リメイン）という概念と内容的も名称も重なっていることは興味深い。いずれにしても自分の思想を哲学的に体系化する志向のあったガタリにたいして、中井は自分の思想を直観的・実践的な方向で洗練していったことは大きな違いであり、それはガタリが中井の著作ほど臨床現場の実践家に大きな影響を残すことがなかったことの大きな理由であるように思われる。

4　風景構成法は中井久夫が一九六九年に考案者したが、その後は中井自身はとくに執着することなく、むしろ中井の意向とは関係なくさまざまな形で独自の発展を遂げている。筆者としては、現在の高度に組織化された風景構成法ではなく、かなり粗雑かつ素朴な方法で、しかも別の目的をもって利用しているので、ほんらいであれば統合失調症（分裂病）患者の絵とくらべるのははばかられるのだが、心理学者への問題提起の意味も含めて、ここに書くことにした。

5　中井久夫（１９８５）「精神科医からみる学校精神衛生」『中井久夫著作集』第3巻「社会・文化」岩崎学術出版社　54頁

6　実際、一昨年の秋（二〇一五年一〇月二四日）に札幌学院大学でおこなわれた中井の講演会では、「臨床面接における実験精神」を主題として、患者と医師はともに新たな世界を探索する探検家、あるいはつねに実験家としてありつづけることの重要性が強調されていた。

中井さんと私たち——あとがきに代えて

筆者たちの家には、両手を握手するようにこすり合わせるというちょっと変わった手の洗い方が伝わっている。普段は面倒なのでなかなか使わない方法であるが、これは中井さん（ここではこう記させてもらう）がウイルス研究所時代におこなっていた方法だと聞いている。ウィルスを取扱うさいには、細心の注意が必要だったのであろう。

筆者たちは、社会哲学や臨床心理学の専門家であり、精神科医「中井先生」の正統的な弟子ではない。臨床心理学は精神医学と比較的に近い領域であるといえるかもしれないが、中井さんから直接に教えを受けたことはない。そのような輩が、このような本を書いたことを不思議に思われる読者は多いであろう。

筆者たちはものごころついた時分から「中井久夫」の名前を聞かされて育った。それは、筆者たちの父が中井さんと親しくしていたからである。その関係は、父が学生の頃から亡くなるまで途切れることなく続いた。そして、父の葬儀のさいに中井さんが読んでくれた弔辞は、彼の著作『関与と観察』に収録されている。中井さんのエッセイにも父はときどき登場していて、「火星人」と「金星人」が出てくる箇所があれば、「火星人」が私たちの父である。

筆者たちの父は医師ではない。中井さんとは、京都大学の学生時代にともに結核を患い、闘病した仲間である。二人は一九五二年に大学入学時の健康診断で結核に罹患していることが判明し、その後一年間の療養休学を余儀なくされているが、復学してふたたび健康診断を受けたときに、診療所の待合室で出会ったのだという。皮肉なことに、入学時に結核の診断を下した若い医師は、この時には同じ結核で他界していたという。この診療所の待合室は、一種のサロンのような雰囲気もあり、さまざまな分野で傑出した能力をもつ若者たちや、社会運動に熱心な学生たちが、熱心に議論をしていたという。中井さんも父も、その当時の多くの友人たちといっしょに社会運動に飛び込んでいき、また演劇や同人誌、さらには「ゴジラをみる会」などのふざけた集まりをつくって、貧しいながらも楽しい共同生活を営んでいたという。

筆者らの父は、一九四九年にノーベル物理学賞を受賞した湯川秀樹に憧れて、京都大学の理学部物理学科に入学した。当時は同じような希望に燃えた若者も多く、その道は難関とされていた。しかし、入学早々に結核のために休学を余儀なくされ、復学した後もその後遺症で体調がすぐれなかった。また、体力が回復したときは学生運動に身を投じていたこともあって、治るものも治らなかったのだという。この当時の父の様子について、中井さんは少々大げさにではあるが「たらい一杯に血を吐いて、もうだめかと思ったことが何度もあったよ」と述べている。復学後、念願の湯川研究室に所属することができたが、父の口から湯川博士の話を聞くことはほとんどなかった。それは、すでに湯川博士の全盛期が過ぎていたことが大きな理由であるが、結核をこじらせた父は、「俺はもう終わった」と未来に失望しており、そもそもいつ死ぬのかも定まらぬ身だと感じていた。眠ったら二度と目が開かないのではないかという恐怖にとらわれ、それは父が結婚するまでつづいた。

父が出会ったころ、中井さんはまだ法学部の学生であったが、二人はすぐに打ち解けて意気投合したという。父の誕生日が一九三四年一月一四日であることと、中井さんの誕生日がその二日後の同年一月一六日であることにも、運命的なものを感じていたらしい。中井さんも父もこの時代のことを楽しそうに振り返っていた。

大学生活で二人は覚園寺に間借りして隣りあった部屋に住み、三食をともにする仲であった。当時のご馳走は、丼飯の上に厚揚げと大根おろしをのせたもので、いつもお金に余裕ができると近所の定食屋に食べに行ったそうだが、それでも最大のご馳走は「かねよ」の鰻で、初めて食べたときの感動を筆者たちはよく父から聞かされてきた。

父が話してくれた中井さんのエピソードの多くは、この時期のものである。筆者たちが学校の英語の宿題に困っていると「ナカイは集中力が桁外れにすごくて、ギリシャ語なんて真夏の下宿で、机に向かいつづけて気づいたら尻の皮が剝けていたほど集中して、ほんの一週間くらいでマスターした」という逸話を聞かせてくれたこともあった。しかし中井さんの逸話のほとんどは「ナカイは冬になると寒くて面倒だといって、下宿の二階の窓から小便していた」「下宿の若いおかみさんをみて、ナカイがスピッツのような顔をしていると言ったせいで、俺たちは下宿から追い出された」という話だったので、筆者たちは中井さんがとんでもなく破天荒な人だという印象をもっていた。父の死後にそのことを伝えると、中井さんは「いや、それは君たちの父さんの記憶違いだよ。下宿の一階に新婚の家主夫婦の寝室があって、そこを通らないと便所に行けないものだから、やかんに小便を溜めて、雨や雪の日に二階の雨樋からちょろちょろ流したことはあったけどね。おかみさんの顔がスピッツみたいだっていうのは、うーん、言ったかもしれない（笑）」。また、中井さんはあるとき筆者たちの名前が古事記に由来することについて「それは僕が下宿で万葉集を暗唱していたからさ。まあ名づけ親みたいなものだね」と笑っていた。それが本当なのかどうかは、父が亡くなった今となっては確認しようもない。

当然ながら、当時の二人と仲間たちのあいだで湯川博士の「中間子理論」をはじめとする量子力学は話題の中心にあった。また、当時の先端科学であるサイバネティクス理論も彼らのお気に入りであったし、ラッセルやヴィトゲンシュタインといった論理哲学、また詩や文学、歴史についてもおおいに議論を重ね、なかでもエリオットは彼らの大のお気に入りだった。現在とは違い、大学はまだ大衆化されておらず、学生は理系文系を問わず広い問題について議論できるのが当然、という教養主義の空気が強く残っていた時代であった。筆者たちが大学に入学した折にも、父がお祝いとしてくれた書物はウィーナーの「人間機械論」とラッセルの「西洋哲学史」であった。

筆者たちの幼少期は、ちょうど「寛解過程論」の一連の論文が執筆されていた時期で、中井さんから著作が刊行されるたびに本がとどいた。しかし父は「中井の書くことはだいたいわかってるから」と、ろくに読まずに本棚にしまっておくのが常だった（筆者たちは、やっかみでそのようなことを言っているのだろうと思っていたが、今回私たちはこの本を書きながら、もしかすると父の言うことは正しかったのかもしれないと思うようになった）。そのような父も中井さんの『天才の精神病理』は気に入っていたようで、それはヴィトゲンシュタインやノーバート・ウィーナー、ニールス・ボーアについて中井さんが書いている箇所が、父にとって学生時代に二人で語り合っていたことが形になったように思われたからであろう。また、中井さんの「微分回路」「積分回路」という概念は、これも真実は定かではないが、父にいわせると自分が教えたことだそうだ。父は晩年になっても中井さんに会うと「微分回路」については「差分回路」のほうが正しいから直したほうがいいぜ、と言っていた。そのことに気をつかってか、中井さんは『最終講義』の最後にわざわざ「差分回路」について注釈を書いている。

学生時代の二人は、一方がトイレに入っても、そのドアの前に座り込んで議論をしていたという。筆者らの母にいわせると、お互いの結婚後も、これはずっと変わらなかったようで、自宅に中井さんが来るたびに二人とも大きな声で話すのでうるさくて仕方がなかったらしい。母はよく中井さんは父と母が新婚時代でもしょっちゅう泊まりがけで遊びにきて、そのたびに鞄に洗濯物の下着をぱんぱんに詰めてきて、「奥さん、これ洗ってください」と手渡されたとグチをこぼしていた。以前、一九九〇年頃、中井さんが筆者らの家に泊まりにきたときも、父がトイレで小用を足しているあいだもトイレのドアの前まで追いかけて、楽しそうに話しつづけていたのを思い出す。その日の夜は、父が「もう寝ようや」といって終わりになったが、次の日の早朝に、筆者たちは、寝室のドアの前で「ムラサワ！　起きてるか！」と話しかける中井さんの大声で目を覚ますことになった。その当時は、中井さんがサリヴァンの一連の翻訳や、本書でも取り上げた『世界における索引と徴候』を書いていた時期で、筆者たちに安永浩の「ファントム空間論」をわかりやすく解説してくれたことを覚えている。今から思えば、贅沢な授業をしてくれたものだと思う。

その頃は筆者の一人（和多里）がまだ大学浪人中で、そのことを案じた中井さんは「ドイツ語の作問者は受験生がドイツ語を選んでくれただけで百点出したい気持ちだから、ドイツ語で受けるといい」と熱心に勧めてくれた。そして何度か「僕がドイツ語教えてあげるから家においで」と自宅に誘ってくれたので、訪問したことがあった。

そこで受けた「ドイツ語の講義」は驚くべきものだった。中井さんは、まず世界史におけるフン族の大移動から話をはじめ、四時間ほどドイツ語の成立事情を話した後、「そういう訳だから、あとは関口存男先生のテキストを読めば大丈夫」と締めくくった。狐につまれたような気持ちであったが、今思えばこれが筆者の一人にとって初めての強烈な中井久夫体験であった。その時に「これは役に立つから」と当時使用していた辞書を渡されたが、固く辞退したことを今では後悔している。

父は大学を卒業後、量子力学の研究者になる道を夢見ていたが、経済的な事情で、父の大学時代に祖父が亡くなった後に家族の生活の面倒をみてくれていた、祖父の勤めていた企業にいやいやながら就職せざるをえなかった。晩年には「専門を生かしていたら原子力開発に進むことになっただろうが、原子力に進んだ連中はその後に悲惨な目にあったから、案外これでよかったのかもしれない」と述べていた（父の学生当時、湯川秀樹は日本における原子力開発の推進会議のメンバーであった）。ビキニ実験や学生運動の高まりもあり、原子力開発は規模を縮小したため、多くの研究者が専門とは別の仕事に就くか、肩身の狭い思いをしなければならなかったようだ。父は自分自身が思うような道に進めなかったことから、中井さんの活躍にたいする評価には両義的なものがあったようだ。遺品の中にあった一九六三年の日記には、活躍する中井さんと自分を比較している一文もあった。それでも、中井さんの話は日常的によく出てきていたし、本棚の一番目立つところに謹呈された本を飾っていたので、おそらく中井さんの活躍を誇らしく思っていたのだろう。

奇妙なもので、就職してから父は東京大学の研究室に会社から出向することになったが、同じ時期に中井さんも京大のウイルス研究所から東大の伝染病研究所に出向することになった。お互いにホームグラウンドを離れた寂しさもあってか、ここでも密接な交流がつづいた。一九六三年の春に、中井さんが一度京都に戻ることになり、父の日記には三月二二日に中井さんと東京生活を振り返る会をしたことが記されている。東京を去る前の夜は枕を並べ、遅くまで語り合ったようである。

一九六四年四月に父が結婚したことによって、この関係は新たな局面を迎える。筆者たちの母とその兄（伯父）が加わったのである。新婚してからも、父と母の新婚家庭には、毎週土曜日に中井さんが訪ねてきて泊まり、日曜に公園や買い物にでかけて中井さんに豪華な夕食をおごってもらって別れるという生活だったという。母に当時のことを聞くと、難しい議論をしているところはあまり見なかったという。

父と母の結婚する際に、中井さんは「結婚したら（結核にかかって以来の）不眠がなおるよ」と予言していたそうである。先にも述べたが、父は結核による入院以来、眠ることへの恐怖にとらわれており、当時も中井さんに睡眠薬を処方してもらっていた。予言は、はたしてそのとおりになった。

そのころ、二人はともに、日本の社会構造の歪みを内部告発する著作を書いた。中井さんは『日本の医者』、四日市ぜんそくの原因企業の研究員であった父が書いたのは『産業公害』という著作であった。二人はそれぞれの立場から社会の現状を憂い、腐敗を内部から告発しようとしたのである。しかし、二人の試みにたいする周囲の反応には厳しいものがあった。父の日記からはそのころの緊迫した心情が伝わってくる。

その間、我等に為し得た事は、いずれもみずからの職責に密着した上で敢えてなした必要最小限度の発言でしかない。医師会の前近代性を追求した中井の「日本の医者」、近代工業による人間性の圧殺を指摘した私の「産業公害」。だがこれは、いずれもGhost Writerとしての仕事である。

にもかかわらず、此の段階では吾々はその地味な仕事に方法の上での充分な自負を持つことができた。発言に性急でなかった故の肥えた哲学を愛した。（一九六四年の村澤貞夫の日記より）

しかし、この年の十月に父は会社から四日市勤務を命じられ、東京を去ることになった。

このころの中井さんはウイルス研究所での立場が危うくなっていた。また、筆者たちの父も、湯川門下のエリート理論家として、現場では厄介者扱いされていた。お互いに不遇な状況に追い込まれ、二人とも相当つらい時期だったようで、この別れのダメージは大きかった。とくに、まだ独身だった中井さんにはこたえたようである。

そのような時期に、父に代わって中井さんと時間を過ごしたのが筆者たちの伯父である。この伯父は杉山恵一という生物学者で、じつは冒頭のエッセイで中井さんが「金星人」と呼んでいたのはこの人である。晩年はビオトープの普及につとめ、自然環境復元協会の会長もつとめた人物であるが、多才な人で、ＳＦ小説や絵画などの作品も残していて、中井さんとはいろいろな部分で共通点のある人物であった。父と中井さんとの関係にはある種の緊張感が感じられたが、この伯父とは親近感でつながれた関係であったようだ。やはりこの伯父も風変わりな昆虫学者として、たびたび中井さんのエッセイに登場している。

ウイルス研究所時代の中井さんは、週末は筆者たちの両親やこの伯父夫妻と衣食をともにしていたとのことである。当時の伯父は、ラブルベニア菌というゴミムシに寄生する菌について研究していた。寄生菌の振る舞いにはウィルスにも共通する面があったことから、二人のあいだでも共通の話題が多く、互いに得るものも大きかったという。伯父の研究はきわめてマイナーな分野であったため、ときどき自分の研究を皮肉って「下駄を履いて富士山に登るようなものだよ」と評していた。

高校生時代までの筆者たちに中井さんが話してくれた内容は、だいたい学生時代からこの時期までの思い出である。逆に、彼が精神科医に転身してからのことはあまり話さず、話してもどこかに緊張感が漂っていた。そんなこともあって、筆者たちは本書のインタビューをするまで「精神科医・中井久夫」の話を聞くことはほとんどなかった。

父は四日市工場に勤務した後、一九七〇年には大阪に転勤して西宮の社宅に住むことになり、この頃から企業内研究者として光触媒の実用化とそれによる大規模な大気・水質浄化装置の開発に職業人生を捧げることになる。中井さんはその直後に、名古屋に転勤した。そして、その後しばらくして中井さんは神戸大学に赴任する。それと同じ頃、西宮の社宅を出て、伊丹市に父が構えた家は、たまたま中井さんが幼少期を過ごした土地からそう遠くないところにあった。そのように、ふたたび近いところに住むようになったのだが、すでに父も中井さんも仕事が忙しくなり、だんだん疎遠になっていった。そのため筆者たちは、高校を出るころにはもう中井さんと直接会う機会はそれほどなかったが、就職などの人生の転機にはアドバイスをしてくれるなど、身近な存在でありつづけた。

筆者の一人（真保呂）がよく覚えているのは、八〇年代末、中井さんが『カヴァフィス全詩集』の翻訳で読売文学賞を受賞した時期に、その当時に自宅にいた祖母が痴呆症状を示したこともあって、診察がてら遊びにきたときのことである。そのとき、祖母の状態を尋ねた筆者にたいして、中井さんはこのような話をしてくれた。以下、会話調で再現する。

中井　人間はね、赤ん坊から「喜怒哀楽」の順番に感情を覚えていくんだけれど、年をとったり精神を病んだりすると、「喜怒哀楽」の「楽」から順番に感情を失っていくものなんだ。

筆者　なるほど、でも「喜」と「楽」ってどう違うんですか？　同じような感情に思えるけど。

中井　満足すると「喜」。満足できないと「怒」。それが続くと「哀」。でも「楽」っていうのは、その三つの感情を超えた感情だね。

筆者　どういうことでしょう？

中井　わかりやすくいうと、ゲームに勝つと喜び、負けると怒る。そして負けつづけると哀しい。しかし、それでも「もう一度」ってゲームを続けようと思うのが、楽しむってことだな。つまり「喜怒哀」の全部を受け入れて、その先にあるのが「楽」というわけさ。

このときの会話を筆者はしばらくのあいだ、ほとんど忘れていた。大学院時代にフロイトの著作を読んだときに、断片的に思い出した程度だった。しかし、専門学校や大学で授業をするようになり、精神的な問題を抱えた学生たちの対処をしているとき、ふと記憶が鮮やかによみがえり、いつしか自分もそうした学生にたいして、中井さんの話したのとそっくり同じ内容を伝えるようになった。そして、この会話の中井さんの言葉が、彼の人生観と世界観をそのまま縮約したものであることを理解したのは、だいぶ後になってからのことである。筆者は五年程前にパリで、知り合いの初老の女性カウンセラーから、夫が若い女性と駆け落ちしたと聞いて、彼女を慰めるために「私の父と同年齢の精神科医の言葉だけれど」と断ったうえで、先ほどの喜怒哀楽の話をした。すると彼女は大粒の涙を流し、私を背骨が折れそうになるくらい強く抱きしめて「その精神科医の言葉は私の魂を救ってくれた」と言い、こう付け加えた。「私たちフランス人がよく言うセラヴィ（それが人生）って、そういうことなのね」。

父は二〇〇四年の一月二日に他界した。中井さんはその二ヶ月ほど前から、大学時代の親友の吉田忠さんといっしょに、頻繁に父の病室に見舞いに来てくれた。その病院は先生の育った家のあった場所からそう遠くないところに位置していた。相当に忙しかったはずだが、週に四回も見舞いに来てくれたときもある。父が亡くなる十日ほど前に現れた中井さんは、ロンドンで買ったという（シャーロック・ホームズ風の）鹿撃ち帽をかぶっていた。父が「かっこいい帽子だな」というと、三日後のクリスマスの日に、クリーニングした鹿撃ち帽を箱に詰めてプレゼントしてくれた。その帽子を父はたいそう気に入り、病床で死の直前までかぶりつづけ、葬儀では棺のなかの父の胸の上に添えられた。

父の死後、中井さんと私たち家族の交流は途切れた。しかし父の死後九年ほど経た二〇一三年に、中井さんから父の思い出を話したいと母に連絡があったことを契機に、交流がふたたびはじまった。神戸の老人介護施設にいた中井さんは、移動のために車椅子を使わなければならなかったことから、自動車での送迎を筆者たちを含む兄弟三人が母から頼まれることになった。それをきっかけに、だいたい月に一度、中井さんが遊びに来るようになり、そのたびに筆者たちは中井さんと話をするようになり、中井さんもそれを楽しみにしてくれて、ノンフィクション作家の最相葉月氏も加わり、精神医学の話題をはじめ、いろいろなことを議論するようになった。そのなかで筆者たちが、中井さんの哲学的側面に話を向けると、中井さんは、「自分は精神科医だからそういう内容の本を書くつもりはないけれど」と言いながらも「君たちが書いてくれるなら嬉しいかな」と述べたので、筆者たちがそれなら私たちで一度書いてみますと言うと、中井さんが快諾してくれたことから、本書の企画はスタートした。

しかし、その企画を無理に進めるようなことはしなかった。とくに交流が始まってしばらくしてから、中井さんの身体が眼に見えて衰えていく様子をみて、中井さんの健康状態を最優先し、無理に完成を目指すこともなくなった。しかし、その間にも中井さんの介護施設内での講演や執筆の手伝いをしたり、旅行の手伝いをしたりすることがあり、その過程でインタビューのごく一部を書籍に掲載したり、札幌学院大学での講演会が実現するなど、しだいに本書の内容がすこしずつ形をとっていった。本書はそうした経緯で編まれたものである。

中井さんといっしょに話していると、不思議な感覚に陥ることがよくあった。たとえば、中井さんは筆者の一人（真保呂）をしばしば「僕のシャーマン」と呼んで、禅問答のような謎かけをすることが多かった。つまり中井さんに短いひと言を言われただけで、何が質問されているかを瞬時に理解し、それに答えることが求められるのだ。そのとき筆者は、自身の教養だけでなく、微分回路あるいはテレパシー能力を師に試されている弟子のような気持ちになり、とてつもない緊張感を味わったものである。そのような会話（というより禅問答）をくりかえすなかで、二〇一五年に札幌学院大学で中井さんの講演会をすることが決まり、その日程をどうするかという話になった。中井さんといっしょにいるとシンクロニシティのような不思議なことがたびたびあったのだが、ここでぜひ書いておきたい逸話がある。

中井さんに希望日を聞くと「いつでもいいよ」と言うので、「じゃあマラルメではないけれど、骰子一擲で決めましょう」と提案し、手近にあった菓子の空箱の蓋をテーブルにのせ、その上で中井さんにサイコロを振ってもらった。そうして一〇月二四日に決まった後、サイコロと空き箱の蓋をテーブルから片付けようとしたら、中井さんはニヤリとしながら、「どうも最初から決まっていたようだね」と言う。促されて見ると、蓋の裏側に子どもの字で「10月24日」とサインペンで書いてあった。この不思議な出来事に筆者は驚いて、いったい何があったのかを母に確認したところ、親族の子どもたちのひとりが、母と一緒に伊丹市立図書館で本を借りた後、返却期限を忘れないように書き込んだものだという。その期限がたまたま一〇月二四日だったのだが、筆者たちと違って平然としている中井さんに「驚かないのですか」と聞くと、「こういうことは治療のときによく起こるんだよ、だから驚くことでもないよ」と何事もなかったかのように、お茶をすすっている様子をみて、筆者たちはまるで魔術師か超能力者をみているような錯覚を覚えたものである。

長々と書いてしまったが、以上が筆者たちと中井さんとの関わりである。筆者たちは、本書を執筆しながら、自分たちが若いころから無意識に中井さんに大きな影響を受けていたことに気づくことになった。臨床心理学の研究においても、社会思想の研究においても、直接的にではなく間接的にではあるが、いつしか父とともに、中井さんの考え方やものの見方にも決定的に影響されていたことに気づいたのである。

しかし、筆者たちがその道のりで発見する中井さんの姿は、世間で語られている「精神科医・中井久夫」の姿とは大きく違っていた。そのためもあって、中井さんの仕事に直接関連する文章を書くことはあまりなかった。しかし、中井さんとの長きにわたる交流のなかで筆者たちが得たことは、そのまま埋もれさせるにはあまりにもったいないと思うようになった。そして中井さんが父、そして伯父である杉山恵一とともに、若いときからそれぞれの専門の領域で社会改革を志し、現在でいうエコロジー的観点から世界の「治療」に人生を賭けて取り組んだことを、なんらかの仕方で書き残しておきたいと思うようになった。彼らの取り組みは現状ではまだ成果を上げていないどころか、現状はますます彼らの取り組みをあざ笑うかのように悪化している。それでも、否むしろ、だからこそ彼らの志が忘れ去られないように、それを次世代の私たちが継承し発展させなければならない、と思うようになった。社会のあらゆる領域から「メタ世界」と「カイロス的時間」が失われてしまう前に、中井さんの著作に含まれている重要なメッセージを伝えなければならない、という気持ちを強くすることになった。つまり、たんに精神医学や看護学の領域に中井さんの仕事を閉じ込めるのではなく、もっと広い領域に中井さんの思想を開かなければならない、と思うようになった。

＊

本書の企画は、もともとは先に述べたような経緯で始まったのだが、当時の私たちには具体的な出版の計画はなかった。しかし二〇一七年に河出書房新社の編集者である阿部晴政氏より、雑誌『文藝別冊』の中井久夫特集のために筆者のひとり（真保呂）に原稿依頼があり、その出版の後で、特集で書いた論文をもとに書籍として出版することを提案された。そこで、これまで蓄積した中井氏へのインタビューの一部とともに、その解説も兼ねて精神医学・精神療法の論考（第一章から第五章）を心理学者である村澤和多里がいちから書き下ろし、思想的側面（第六章と第七章）については真保呂が先の論文をもとに大幅に加筆し、最終的に後者が全体を調整する、という分担で執筆が進められた。とはいえ、二人の勤務する大学はそれぞれ改革のさなかにあり、近年の大学業務の厳しい現状とあいまって、執筆のための時間を探すのに非常に苦労することになった。そのため編集者の阿部氏には大きな心配と苦労をかけることになった。今回の出版にあたり、筆者たちのひるみがちな背中を根気よく押しつづけ、出版を実現していただいた阿部氏には、この場を借りてお礼を申し上げたい。

また中井氏との交流が再開してから筆者たちの企画を理解し、協力してくれた母の喜代子、もうひとりの兄弟である佐保里をはじめとする親族の人々、そもそものきっかけをつくってくれた亡父の貞夫、母の友人で中井氏の秘書としてさまざまな場面で仲介していただいた浅ヶ谷内裕身氏、さらに中井氏の交流中にときどき訪れてくれては筆者たちの知らない情報を提供し、内容を充実したものにしてくれた最相葉月氏にお礼を申し上げる。とりわけ中井氏本人および老齢の中井氏との交流と本書の刊行を快く受け入れていただいた中井家の皆様のご厚意に、心からの感謝を捧げる。

著作目録

シュルテ『精神療法研究』共訳、医学書院、一九六九年（のち岩崎学術出版社、一九九四年）＊
『天才の精神病理』共著、中央公論社、一九七二年（現在は、岩波現代文庫、二〇〇一年）
サリヴァン『現代精神医学の概念』共訳、みすず書房、一九七六年、一九七九年、一九八四年＊
バリント『治療論からみた退行』金剛出版、一九七八年、二〇一七年＊
エレンベルガー『無意識の発見』上・下巻、共監訳、弘文堂、一九八〇年・一九八九年＊
『精神科治療の覚書』日本評論社、一九八二年、二〇一四年
『分裂病と人類』東京大学出版会、一九八二年、一九八九年、二〇一三年
サリヴァン『精神医学の臨床研究』共訳、みすず書房、一九八三年＊
『中井久夫著作集』第Ｉ期、１〜３巻・別巻、岩崎学術出版社、一九八四〜八五年
『現代ギリシャ詩選』みすず書房、一九八五年＊
ペリー『サリヴァンの生涯』１・２、共訳、みすず書房、一九八五・一九八八年＊
サリヴァン『精神医学的面接』共訳、みすず書房、一九八六年＊
『「意地」の心理』共著、創元社、一九八七年
プレセット『野口英世』共訳、星和書店、一九八七年＊
『カヴァフィス全詩集』みすず書房、一九八八年、一九九一年、一九九七年＊
サリヴァン『精神医学は対人関係論である』共訳、みすず書房、一九九〇年＊
ケルナー『クレクソグラフィー　ロールシャッハの先駆者　ユスティーヌス・ケルナーの詩画集』共訳、星和書店、一九九〇年＊

『治療文化論』岩波書店、一九九〇年（現在は、岩波現代文庫、二〇〇〇年）
『中井久夫著作集』第Ⅱ期、4〜6巻・別巻、岩崎学術出版社、一九九一年
『括弧　リッツォス詩集』みすず書房、一九九一年＊
バリント『スリルと退行』共訳、岩崎学術出版社、一九九一年＊
『記憶の肖像』みすず書房、一九九二年
コンラート『分裂病のはじまり』共訳、岩崎学術出版社、一九九四年＊
『家族の深淵』みすず書房、一九九五年
『1995年1月・神戸』編著、みすず書房、一九九五年
サリヴァン『分裂病は人間的過程である』共訳、みすず書房、一九九五年＊
ヴァレリー『若きパルク／魅惑』みすず書房、一九九五年、二〇〇三年＊
『精神科医がものを書くとき』1・2、広英社、一九九六年
デゾンブル編『古代ローマの言葉』共訳、紀伊國屋書店、一九九六年＊
ラカリエール編『古代ギリシャの言葉』紀伊國屋書店、一九九六年＊
ハーマン『心的外傷と回復』みすず書房、一九九六年、一九九九年＊
『昨日のごとく』共著、みすず書房、一九九六年
ペルト編『自然の言葉』共訳、紀伊國屋書店、一九九六年＊
『アリアドネからの糸』みすず書房、一九九七年
『最終講義――分裂病私見』みすず書房、一九九八年
『西欧精神医学背景史』みすず書房、一九九九年、二〇一五年
エランベルジェ『いろいろずきん』みすず書房、一九九九年＊

『エランベルジェ著作集』1〜3、編訳、みすず書房、一九九九〜二〇〇〇年＊
バリント『一次愛と精神分析技法』共訳、みすず書房、一九九九年＊
『分裂病／強迫症／精神病院　中井久夫共著論集』星和書店、二〇〇〇年
『分裂病の回復と養生　中井久夫選集』共著、星和書店、二〇〇〇年
パトナム『多重人格性障害』共訳、岩崎学術出版社、二〇〇〇年＊
ヤング『ＰＴＳＤの医療人類学』共訳、みすず書房、二〇〇一年＊
パトナム『解離』みすず書房、二〇〇一年＊
『看護のための精神医学』共著、医学書院、二〇〇一年、二〇〇四年
『清陰星雨』みすず書房、二〇〇二年
カーディナー『戦争ストレスと神経症』共訳、みすず書房、二〇〇四年＊
『徴候・記憶・外傷』みすず書房、二〇〇四年
ワーナー『統合失調症からの回復』共監訳、岩崎学術出版社、二〇〇五年＊
『時のしずく』みすず書房、二〇〇五年
『関与と観察』みすず書房、二〇〇五年
『樹をみつめて』みすず書房、二〇〇六年
クヴァーニス他編『サリヴァンの精神科セミナー』みすず書房、二〇〇六年＊
『こんなとき私はどうしてきたか』医学書院、二〇〇七年
『臨床瑣談』みすず書房、二〇〇八年
『日時計の影』みすず書房、二〇〇八年
クッファー他編『ＤＳＭ－Ｖ研究行動計画』共訳、みすず書房、二〇〇八年＊

リデル『カヴァフィス～詩と生涯』共訳、みすず書房、二〇〇八年＊
『精神科医がものを書くとき』ちくま学芸文庫、二〇〇九年
『臨床瑣談　続』みすず書房、二〇〇九年
『隣の病い』ちくま学芸文庫、二〇一〇年
『日本の医者』日本評論社、二〇一〇年
『ヴァレリー詩集　コロナ／コロニラ』共訳、みすず書房、二〇一〇年＊
『統合失調症』1・2、みすず書房、二〇一〇年
『私の日本語雑記』岩波書店、二〇一〇年
『災害がほんとうに襲った時』みすず書房、二〇一一年
『世に棲む患者』ちくま学芸文庫、二〇一一年
『復興の道なかばで』みすず書房、二〇一一年
『「つながり」の精神病理』ちくま学芸文庫、二〇一一年
『「思春期を考える」ことについて』ちくま学芸文庫、二〇一一年
『「伝える」ことと「伝わる」こと』ちくま学芸文庫、二〇一二年
『サリヴァン、アメリカの精神科医』みすず書房、二〇一二年
『私の「本の世界」』ちくま学芸文庫、二〇一三年
『「昭和」を送る』みすず書房、二〇一三年
『統合失調症の有為転変』みすず書房、二〇一三年
『リッツォス詩選集』作品社、二〇一四年＊
『戦争と平和　ある観察』人文書院、二〇一五年

『統合失調症をたどる』監修、ラグーナ出版、二〇一五年
『統合失調症をほどく』監修、ラグーナ出版、二〇一六年
『いじめのある世界に生きる君たちへ』中央公論新社、二〇一六年
『中井久夫集』1「働く患者」みすず書房、二〇一七年
『中井久夫集』2「家族の表象」みすず書房、二〇一七年
『中井久夫集』3「世界における索引と徴候」みすず書房、二〇一七年
『中井久夫集』4「統合失調症の陥穽」みすず書房、二〇一七年
『中井久夫集』5「執筆過程の生理学」みすず書房、二〇一八年
『中井久夫集』6「いじめの政治学」みすず書房、二〇一八年
『中井久夫集』7「災害と日本人」みすず書房、二〇一八年
（中井久夫集は全11巻として刊行中）

◎主要著書、翻訳書のみ掲載。翻訳書に＊を記した。

略年譜

１９３４年（昭和9年）〔0歳〕
１月、奈良県天理市に生まれる。兵庫県宝塚市で育つ。

１９３７年（昭和12年）〔3歳〕
兵庫県伊丹市に移る。

１９４０年（昭和15年）〔6歳〕
４月、小学校に入学。

１９４６年（昭和21年）〔12歳〕
４月、甲南高等学校尋常科（学制改革にて甲南中学校）入学。

１９４９年（昭和24年）〔15歳〕
４月、甲南高等学校入学。

１９５２年（昭和27年）〔18歳〕
４月、京都大学法学部入学後、結核にかかり半年間休学。医学部に転入することを決意。

１９５５年（昭和30年）〔21歳〕
４月、京都大学医学部に入学。

１９５７年（昭和32年）〔23歳〕
夏頃から、家計を助けるため、眼科の診療助手をする。

１９５９年（昭和34年）〔25歳〕
３月、京都大学卒業。４月、大阪大学医学部附属病院にて、インターン。

1960年（昭和35年）〔26歳〕
4月、京都大学ウイルス研究所物理部助手に。
1963年（昭和38年）〔29歳〕
三一書房より、楡林達夫名で『日本の医者』を刊行。
1964年（昭和39年）〔30歳〕
秋、学術振興会の流動研究員として東京大学伝染病研究所（現在の医科学研究所）第一ウイルス部に所属。東京と京都を行き来する。
1966年（昭和41年）〔32歳〕
三一書房より、楡林達夫名で『病気と人間』を刊行。博士論文を提出。精神科医に転じることを決意、ウイルス研究所を退職したのち、東京大学医学部附属病院分院神経科研究生に。青木病院に勤務する。
1969年（昭和44年）〔35歳〕
シュルテ『精神療法研究』（飯田真と共訳、医学書院）を刊行。精神医学書の翻訳出版がこの頃から始まる。
1971年（昭和46年）〔37歳〕
東京大学医学部附属病院分院神経科助手、のちに講師になる。医局長や病棟医長も務める。
1975年（昭和50年）〔41歳〕
名古屋市立大学医学部神経精神科助教授になる。
1980年（昭和55年）〔46歳〕
神戸大学医学部精神神経科教授になる。

1984年（昭和59年）〔50歳〕
『中井久夫著作集』第I期を刊行（〜85年）。
1985年（昭和60年）〔51歳〕
第一回芸術療法学会賞受賞。
1989年（平成元年）〔55歳〕
『カヴァフィス全詩集』で読売文学賞（研究・翻訳賞）受賞。
1991年（平成3年）〔57歳〕
『中井久夫著作集』第II期を刊行。ギリシャ国文学翻訳賞受賞。
1992年（平成4年）〔58歳〕
初めてのエッセイ集『記憶の肖像』を刊行。
1994年（平成6年）〔60歳〕
設計に中心となって関わった、神戸大学の精神科病棟「清明寮」が開棟。
1995年（平成7年）〔61歳〕
1月17日、阪神淡路大震災が起きる。3月に『1995年1月・神戸』を刊行。
1996年（平成8年）〔62歳〕
『家族の深淵』で毎日出版文化賞（人文・社会部門）受賞。
1997年（平成9年）〔63歳〕
神戸大学を退官。甲南大学文学部人間科学科心理臨床領域および甲南大学大学院文学部心理学科応用社会学教授（〜2004年）。
2004年（平成16年）〔70歳〕

兵庫県こころのケアセンター所長に就任。
２０１１年（平成23年）〔77歳〕
東日本大震災に際し、『災害がほんとうに襲ったとき』を刊行。
２０１３年（平成25年）〔79歳〕
文化功労者に選ばれる。
２０１７年（平成29年）〔83歳〕
みすず書房より、『中井久夫集』の刊行開始。

◎作成にあたり『中井久夫教授退官記念誌』（神戸大学医学部精神神経科学教室発行）を参考にさせていただきました。

本書では統合失調症について、できるかぎり現行名で表記するように努めたが、本書の構成上やむをえず旧名である精神分裂病（二〇〇二年より改称）が使われている箇所がある。

村澤真保呂（むらさわまほろ）
1968年生まれ。現在、龍谷大学社会学部教授。著書『里山学講義』（共著）、訳書、シュトレーク『資本主義はどう終わるのか』（共訳）、タルド『模倣の法則』（共訳）など多数

村澤和多里（むらさわわたり）
1970年生まれ。臨床心理士。現在、札幌学院大学人文学部教授。著書『ポストモラトリアム時代の若者たち』（共著）など。

中井久夫との対話　生命、こころ、世界

2018年8月20日　初版印刷
2018年8月30日　初版発行

著　者　村澤真保呂　村澤和多里
発行者　小野寺優
発行所　株式会社河出書房新社
〒151-0051　東京都渋谷区千駄ヶ谷2-32-2
電話　(03)3404-1201（営業）　(03)3404-8611（編集）
http://www.kawade.co.jp/

装　幀　中島浩
組版　株式会社キャップス
印刷・製本　三松堂株式会社

Printed in Japan
ISBN978-4-309-24871-4